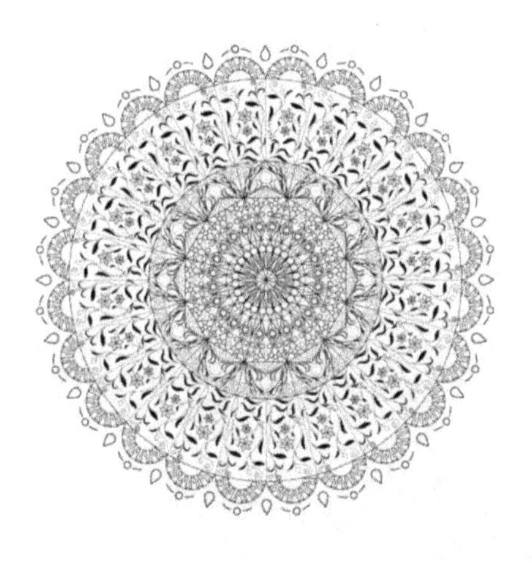

MANDALAS

La collection définitive
LIVRE DE COLORIAGE

Un outil unique pour la relaxation totale, le soulagement du stress et la méditation

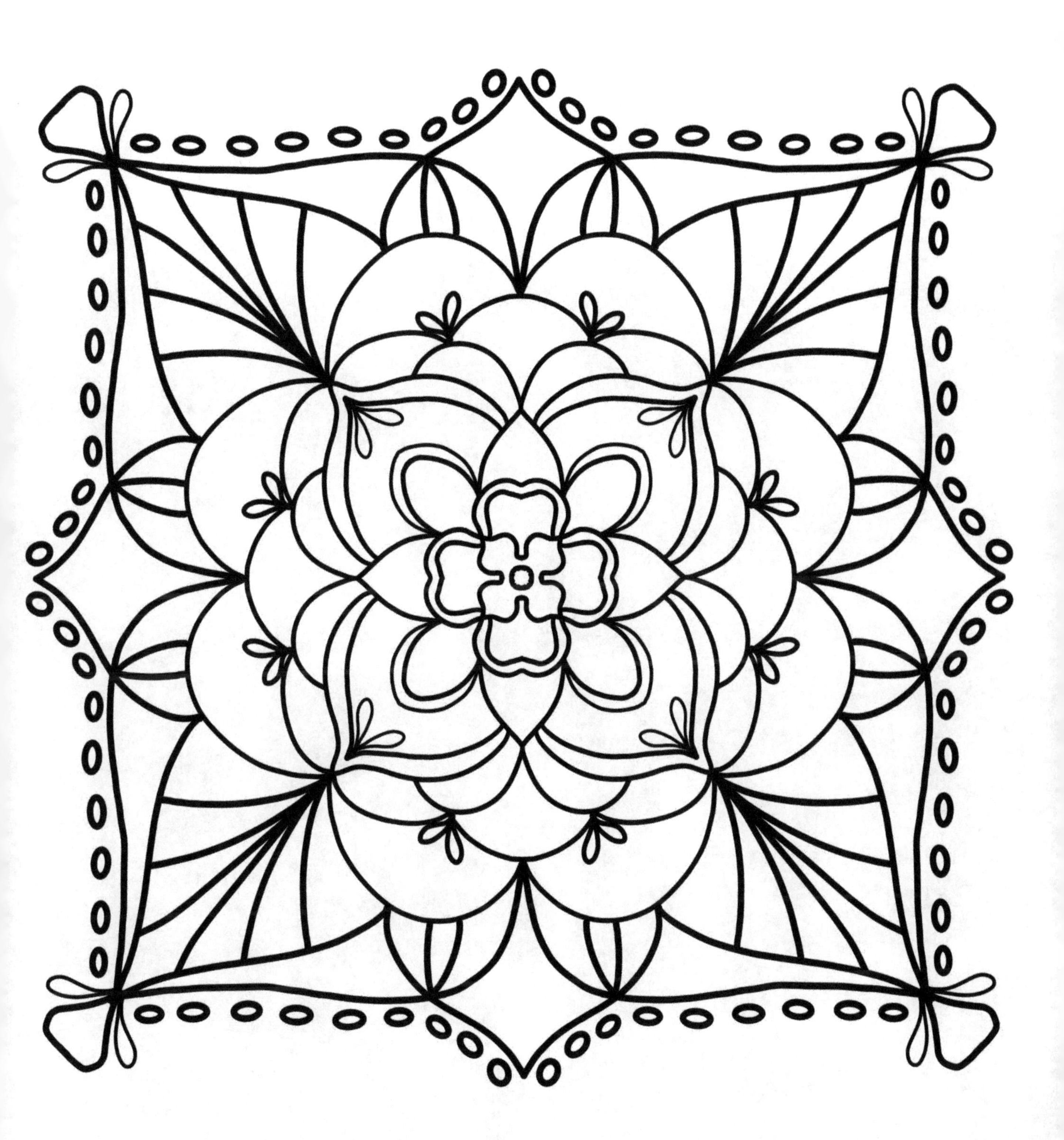

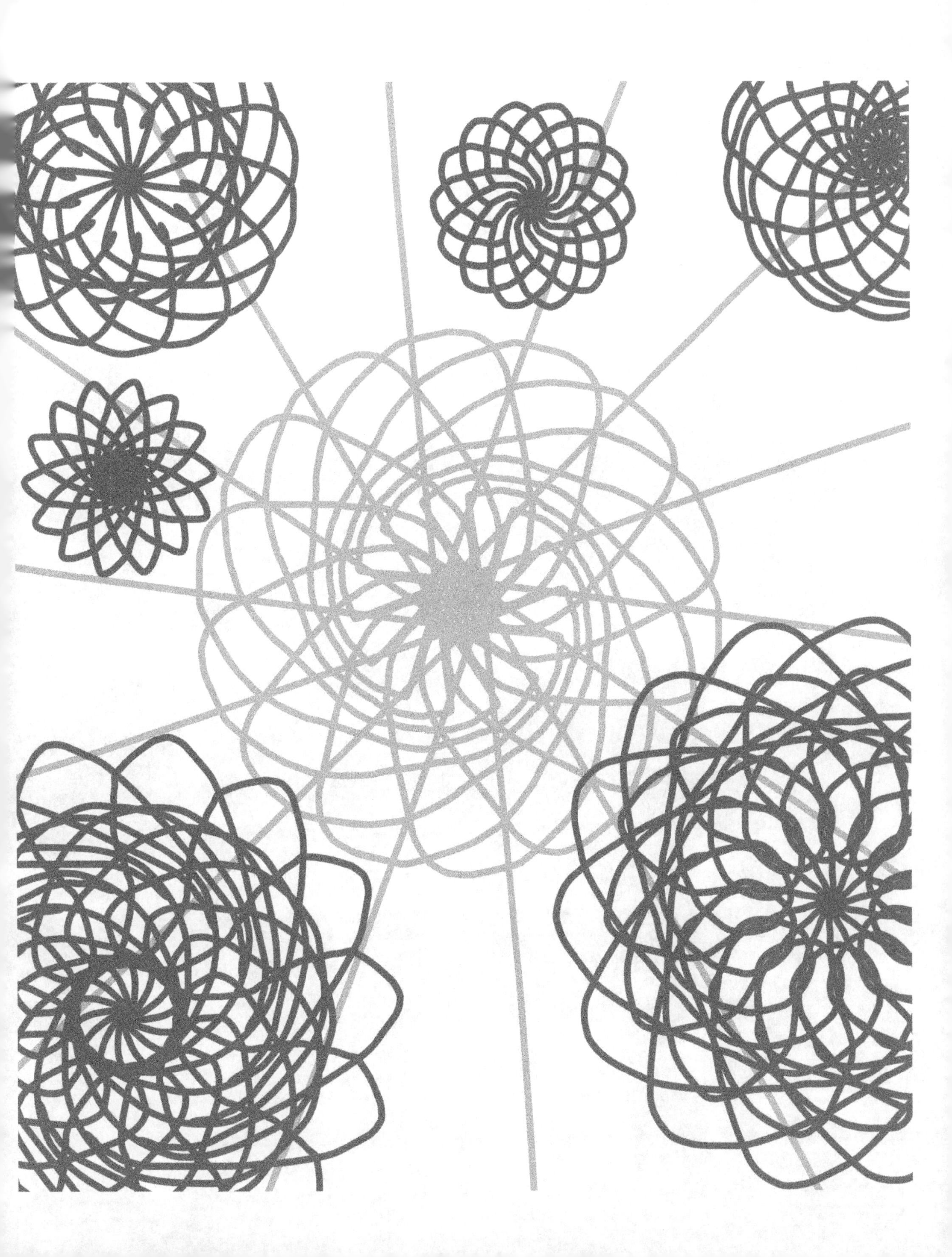

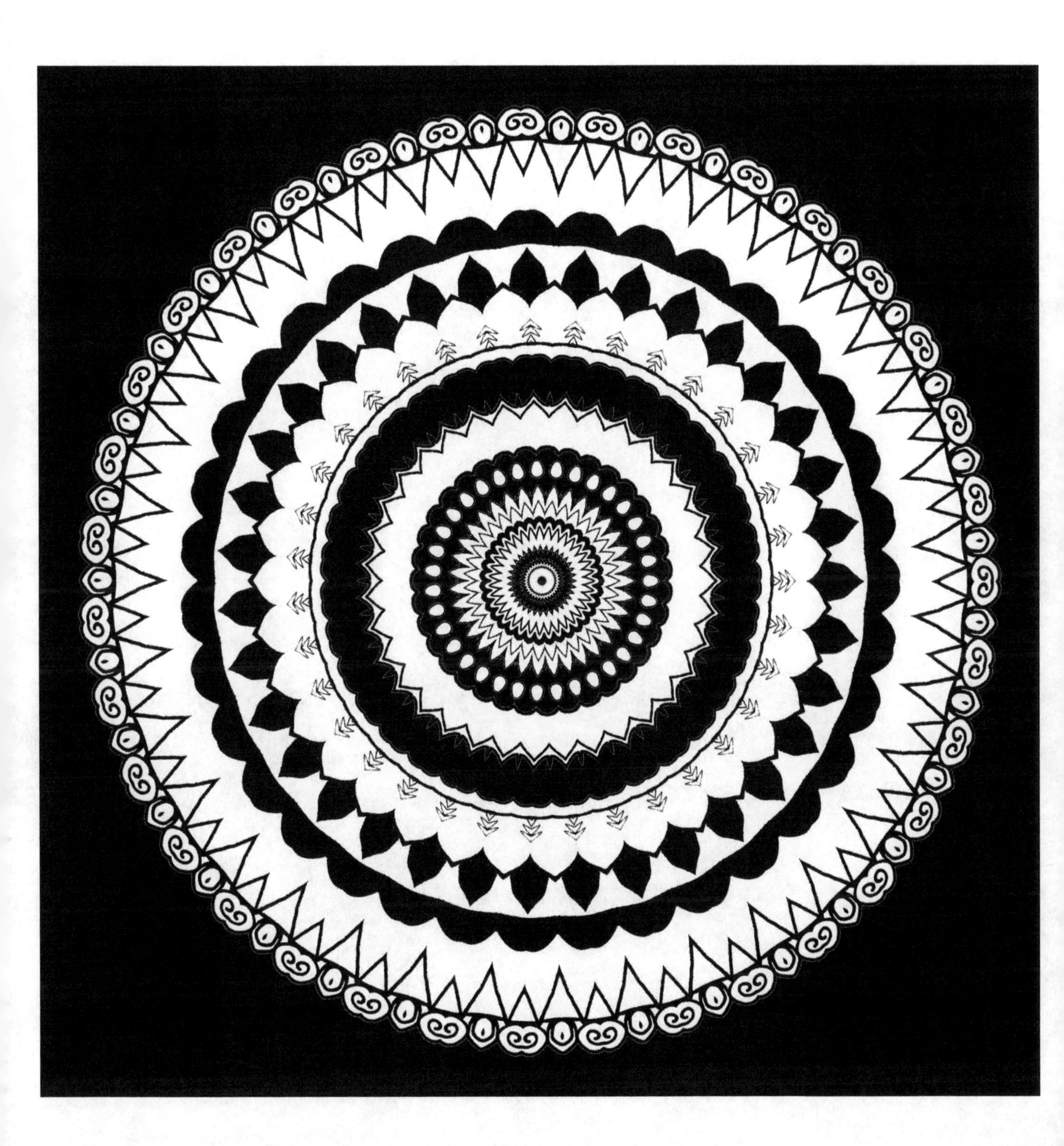

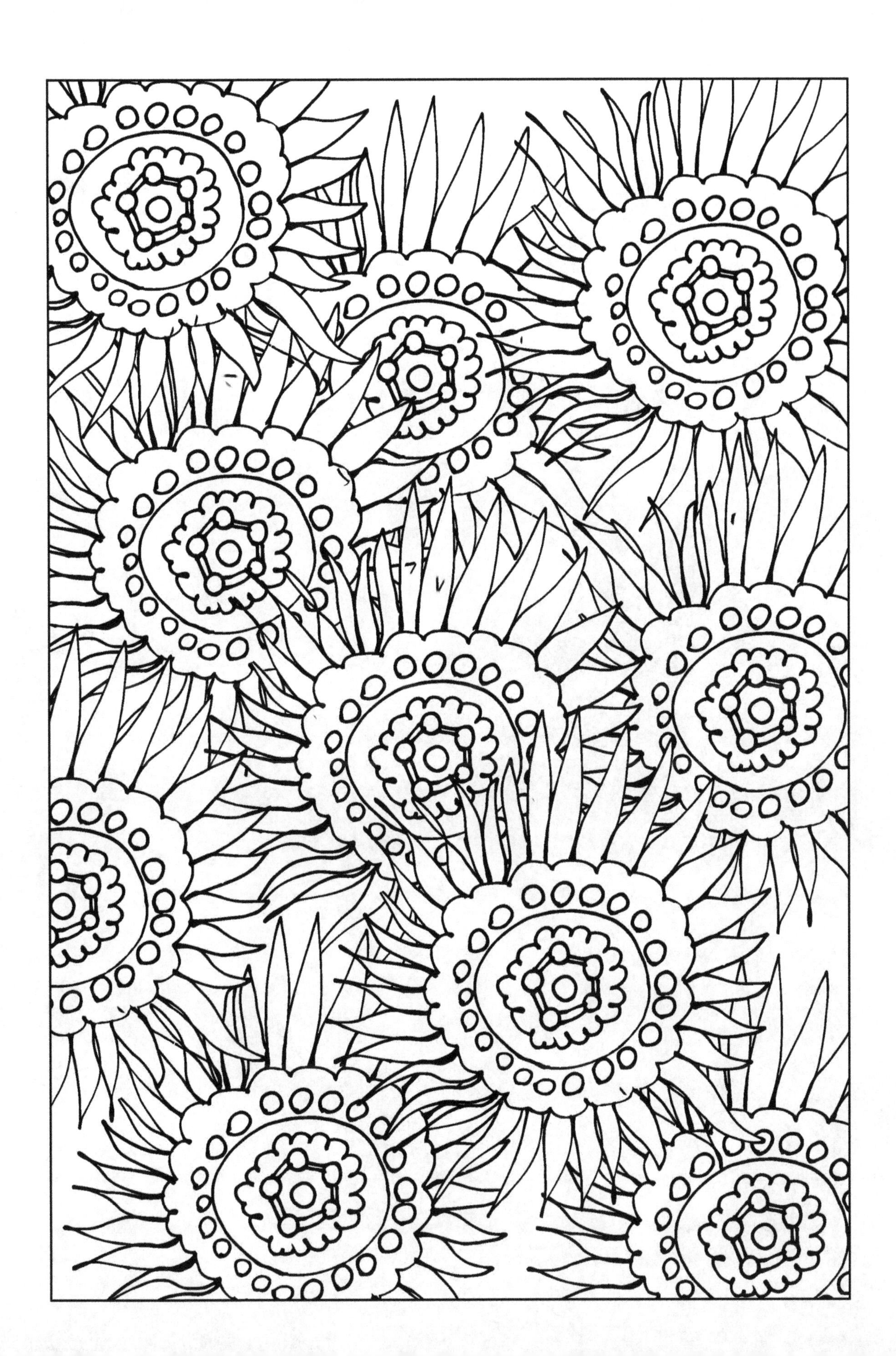

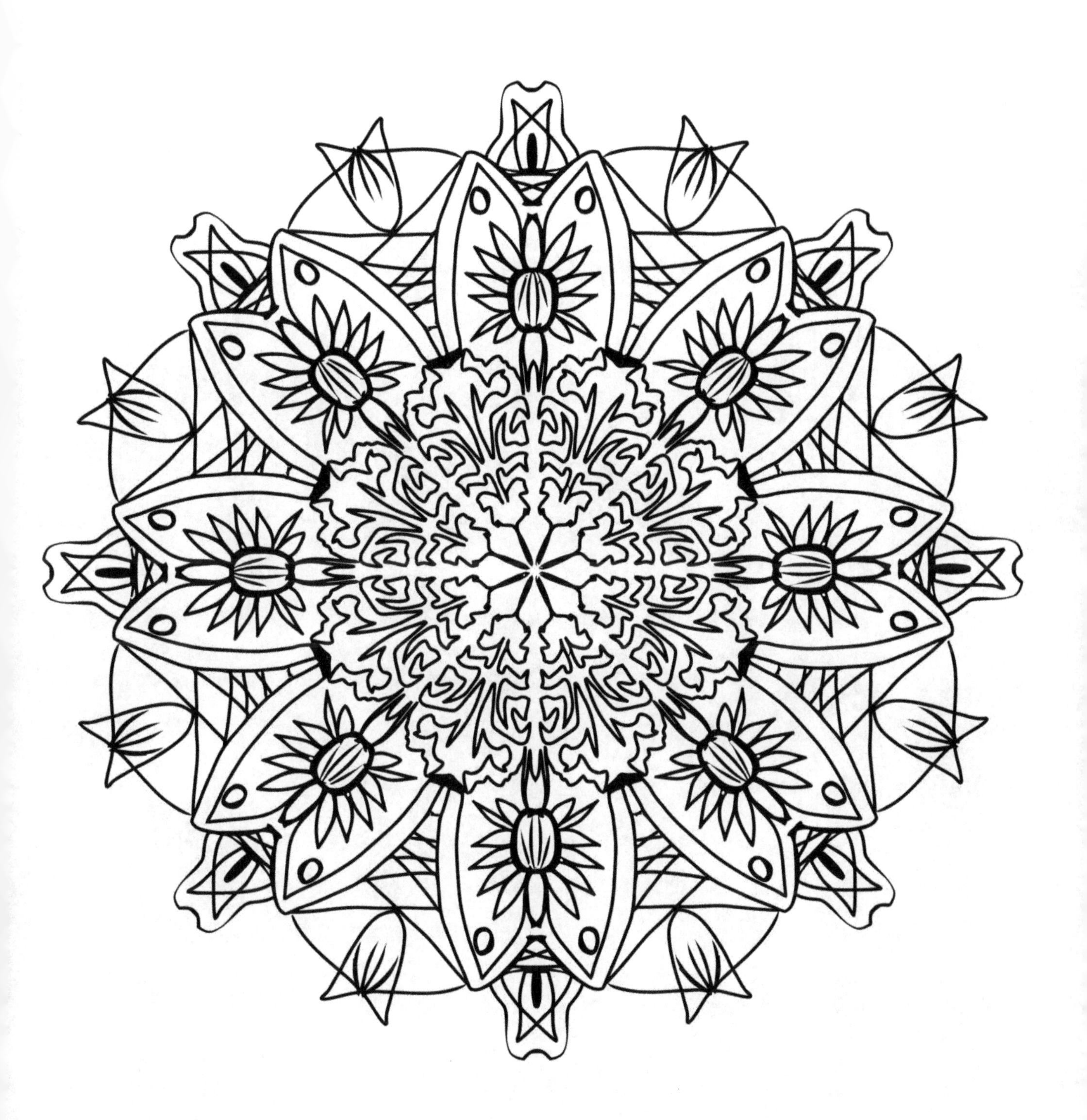

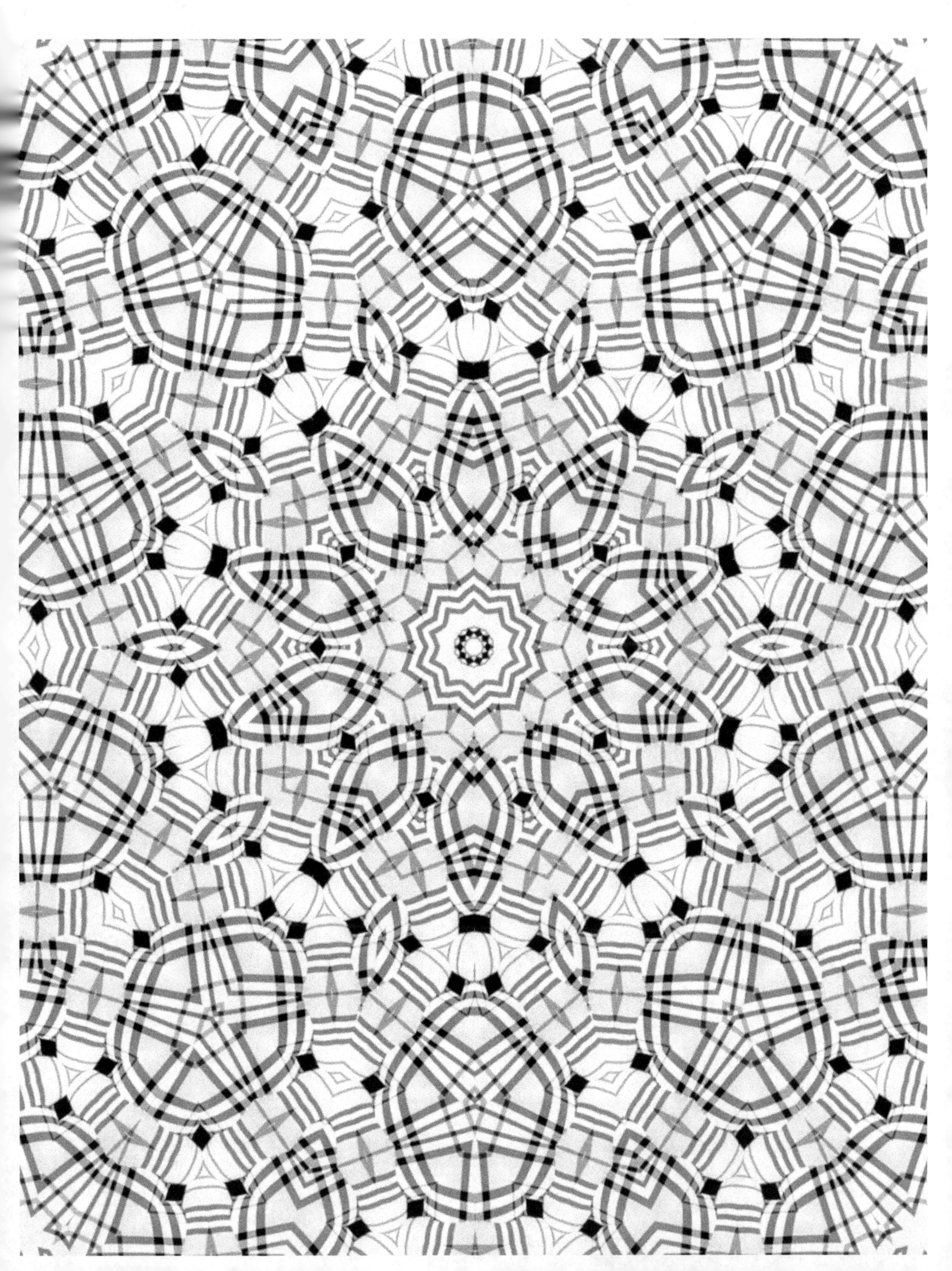

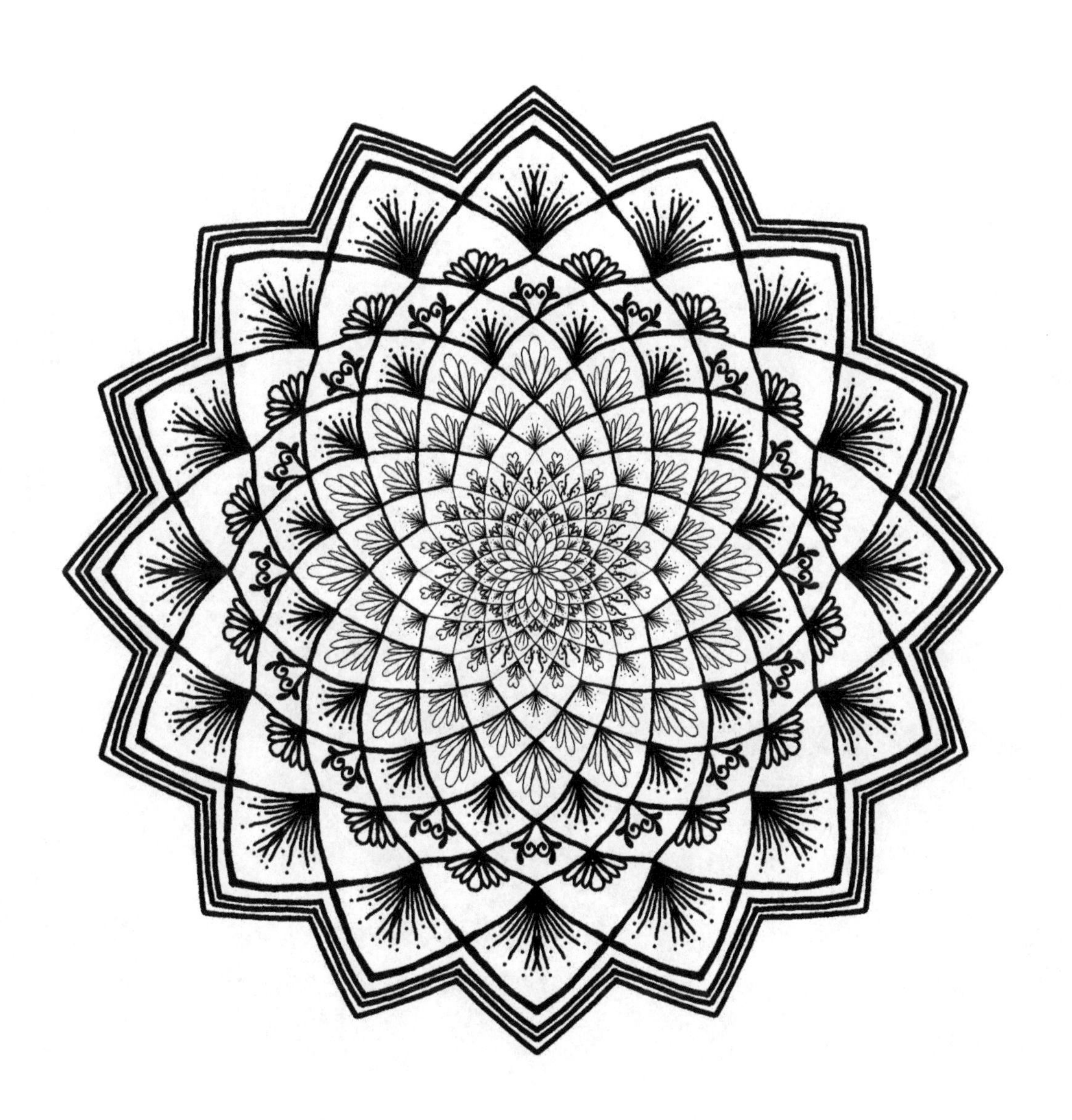

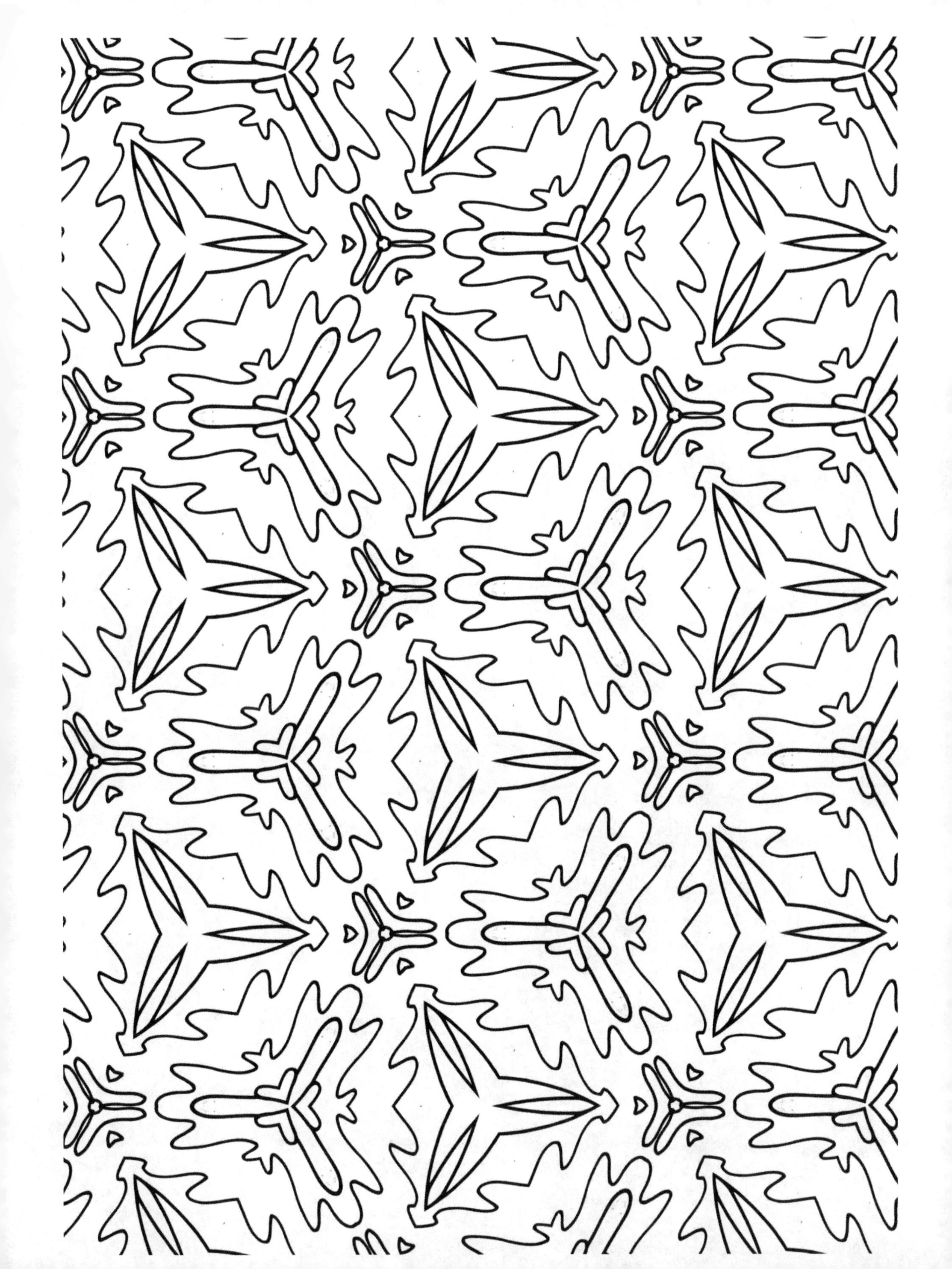

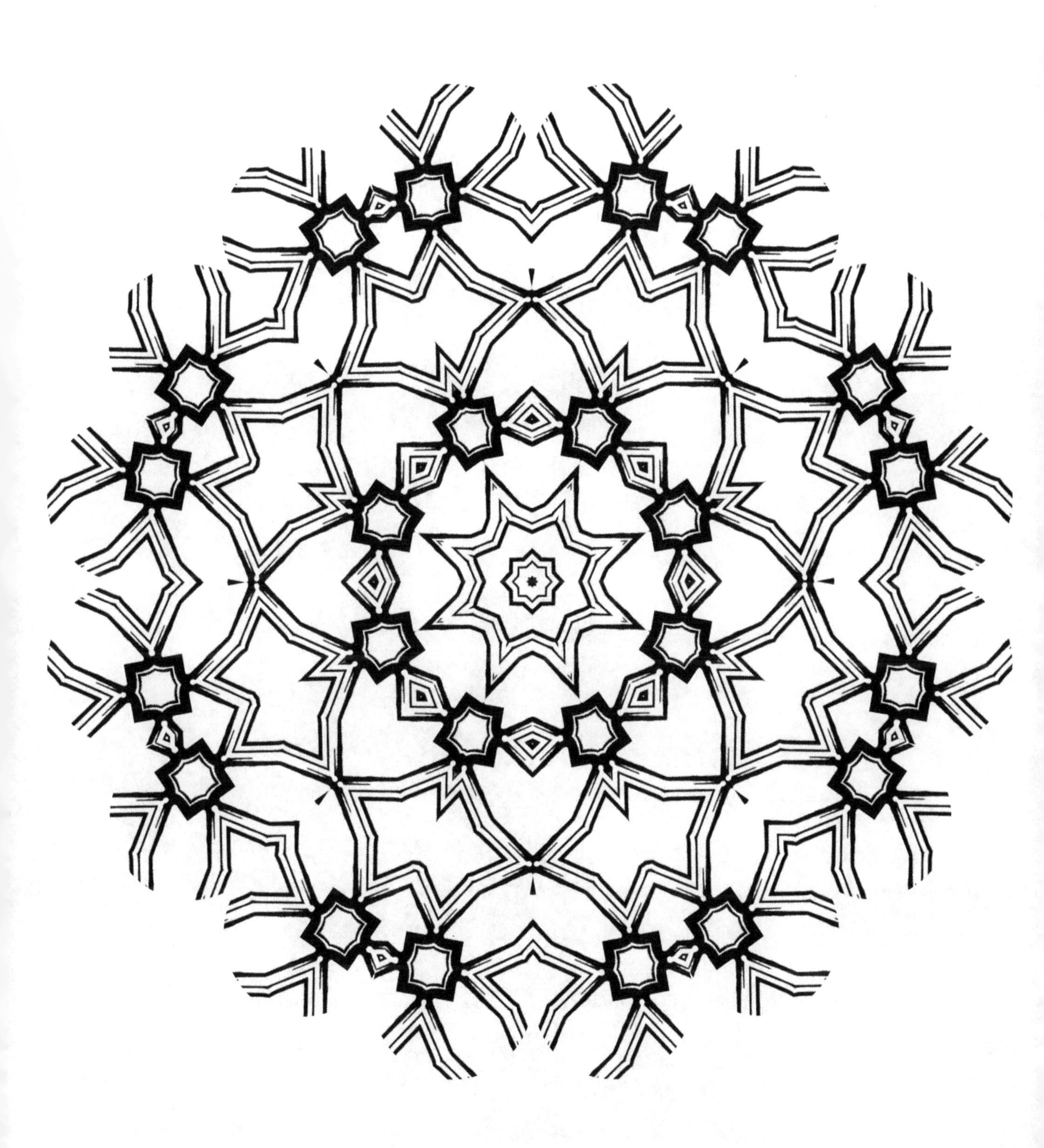

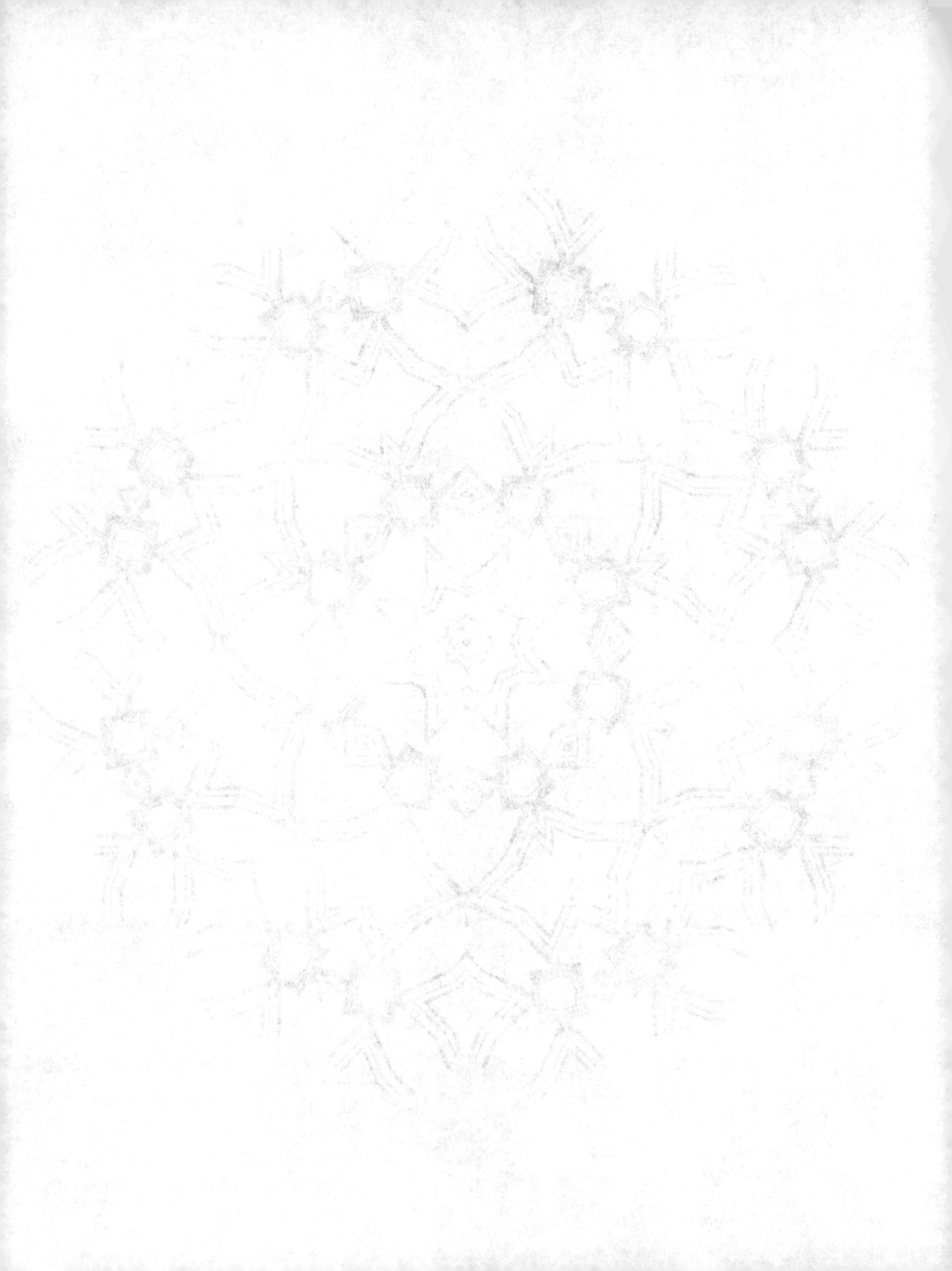

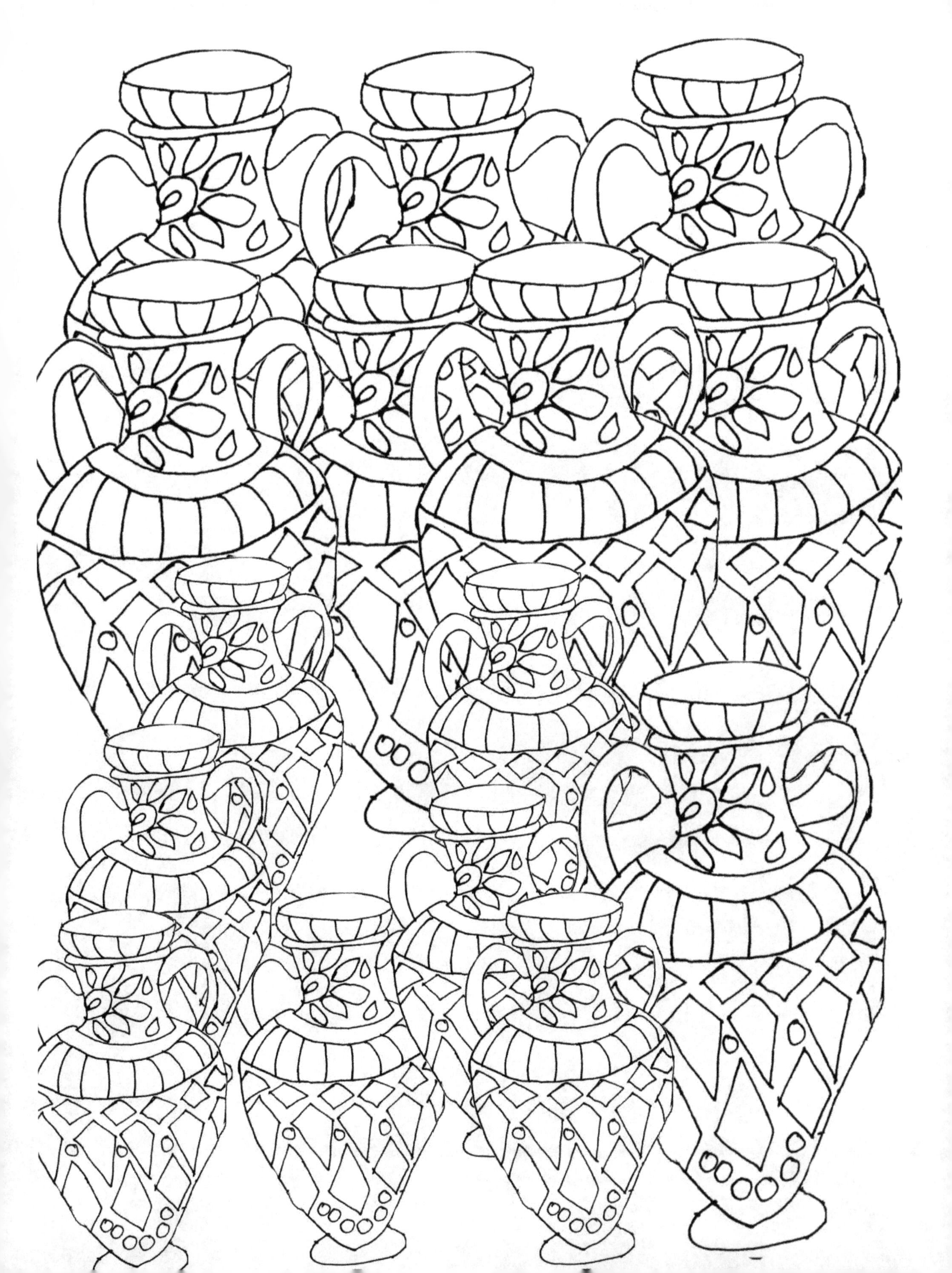

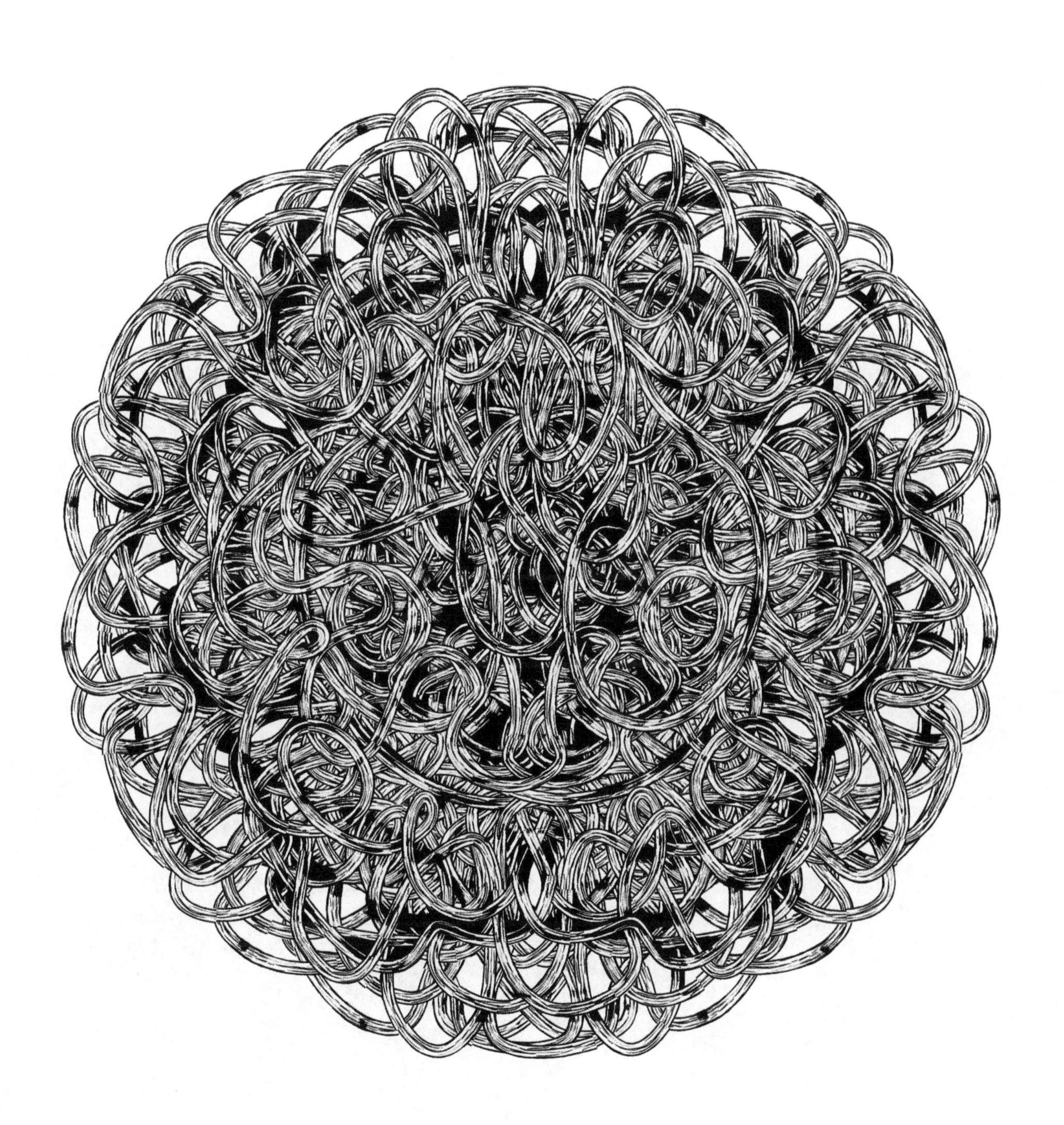

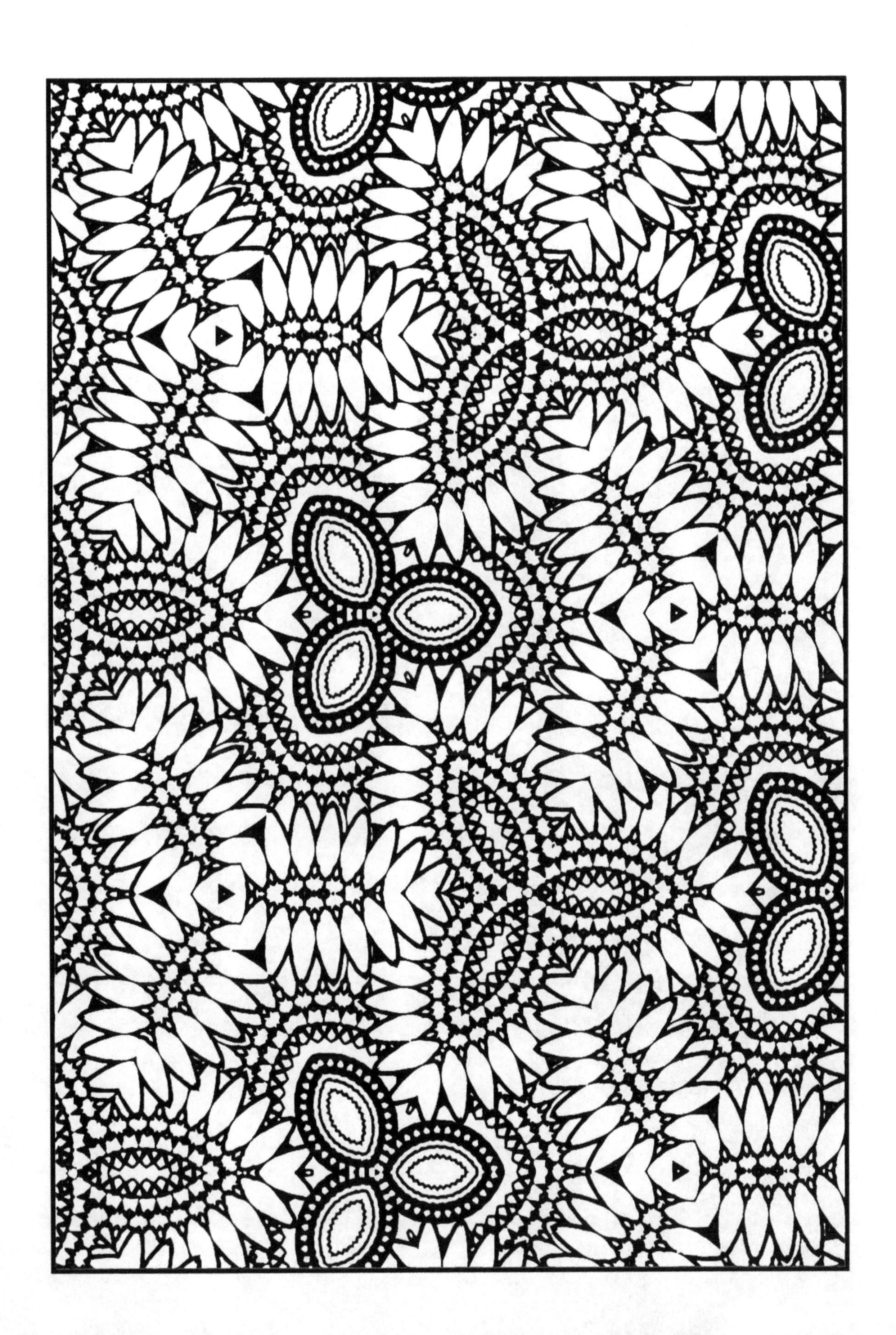

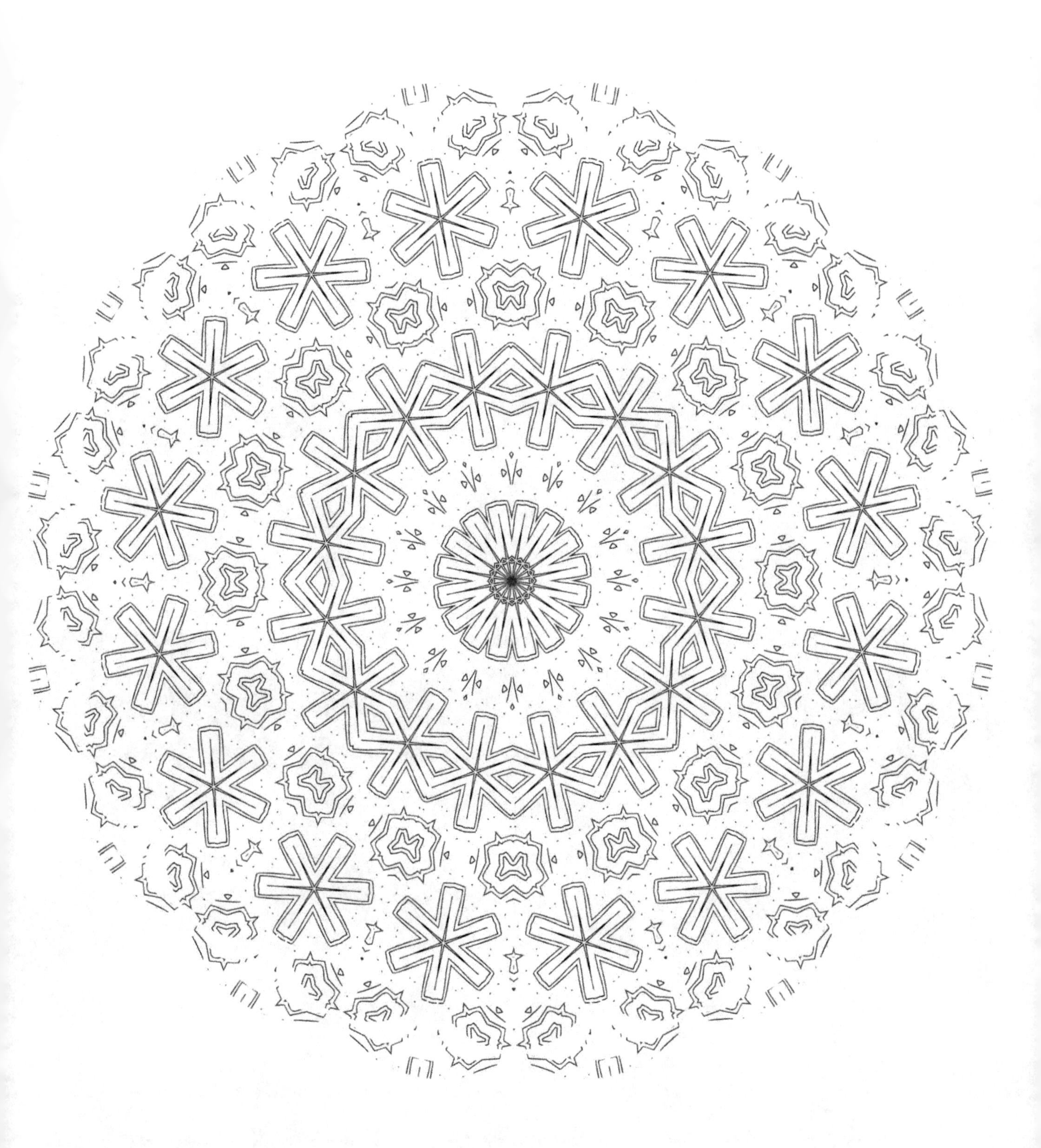

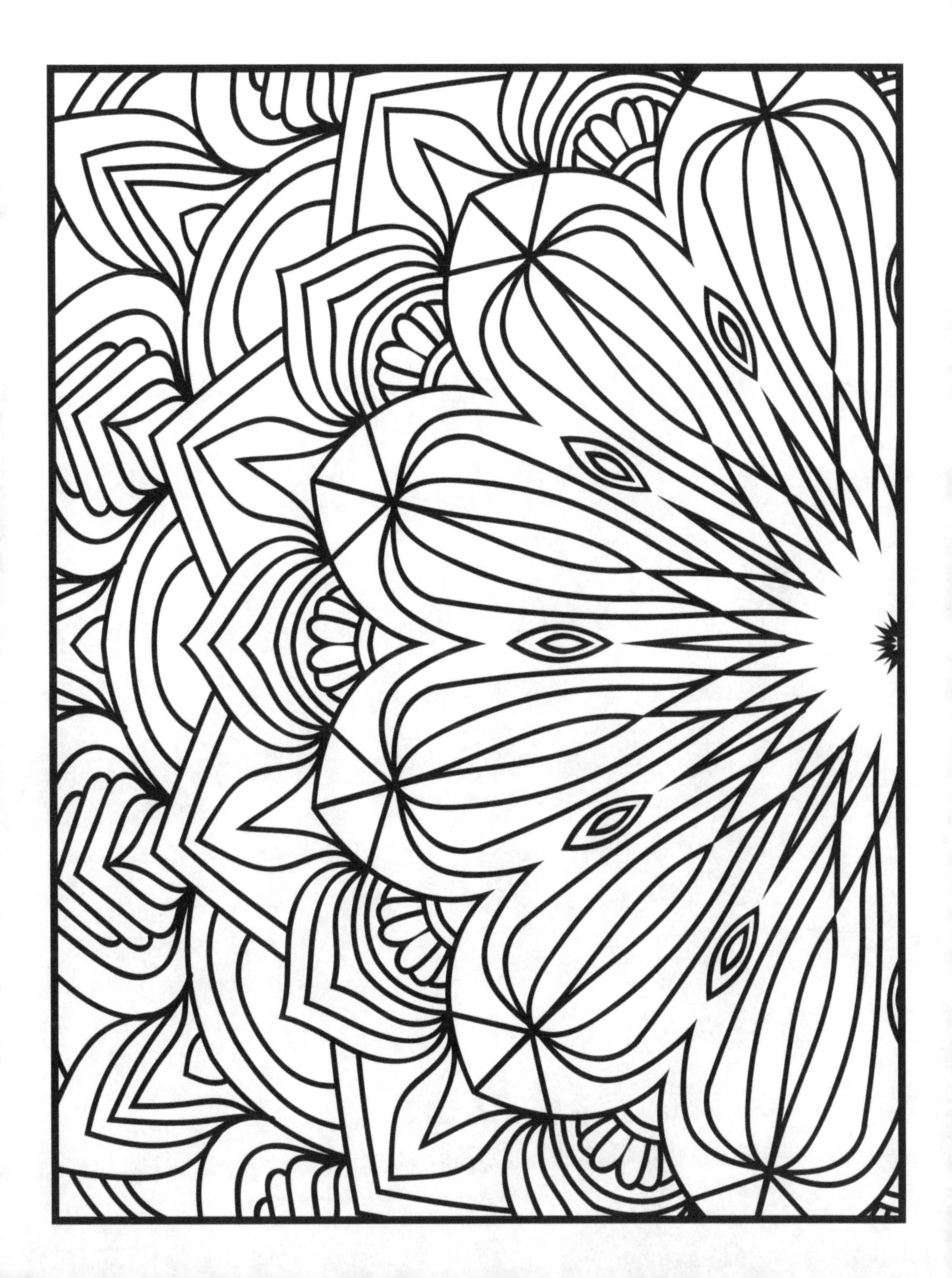

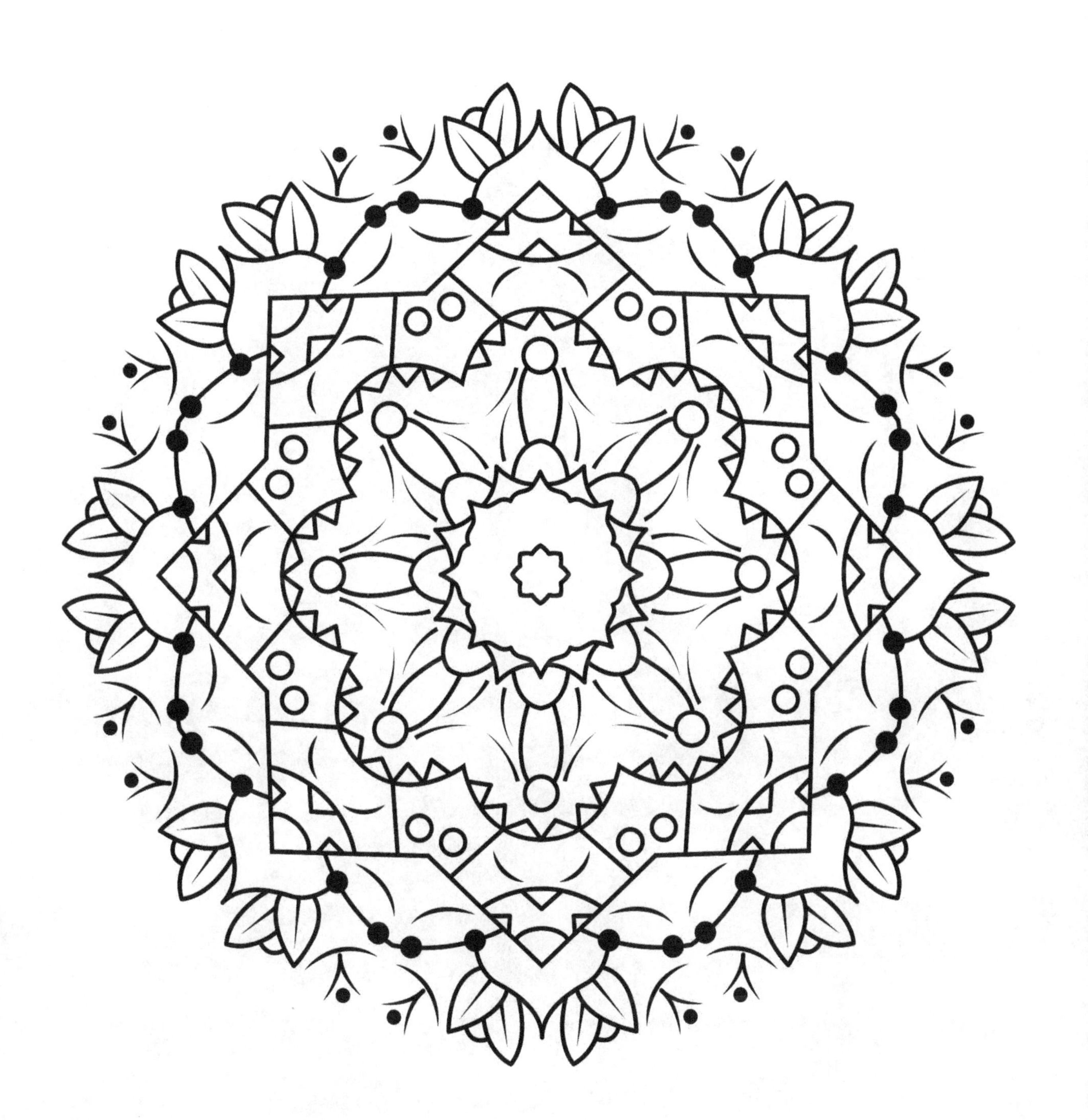

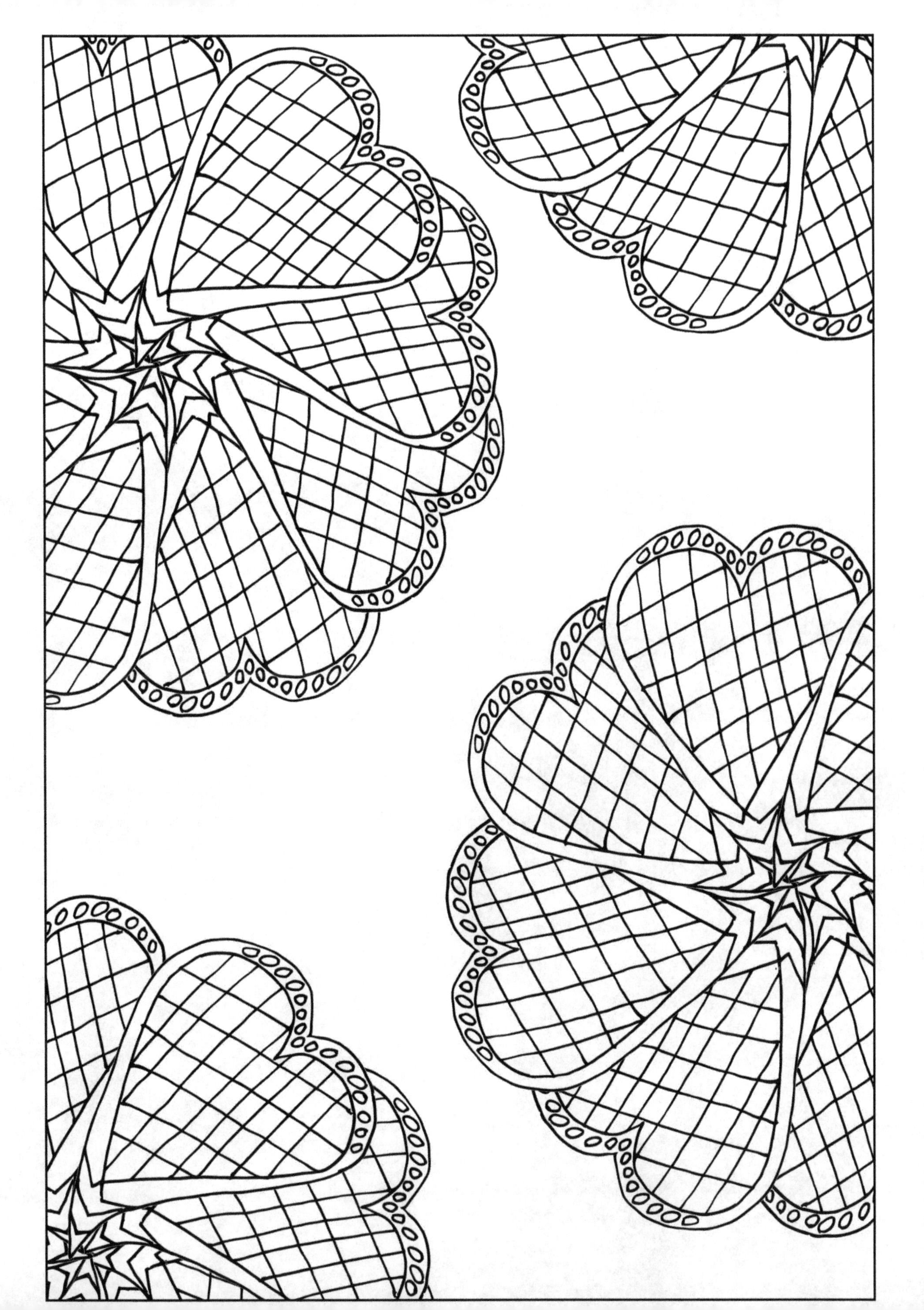

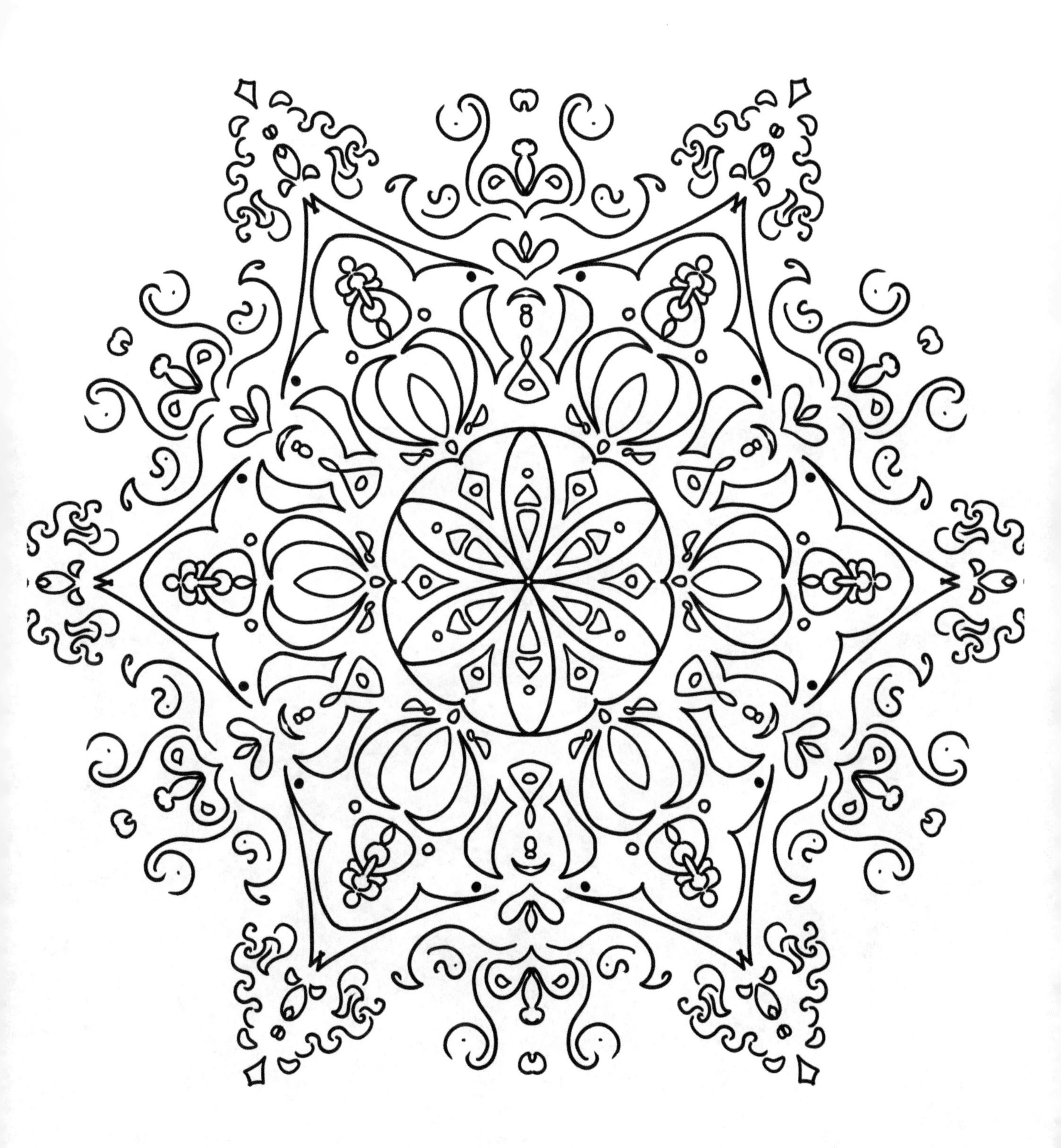

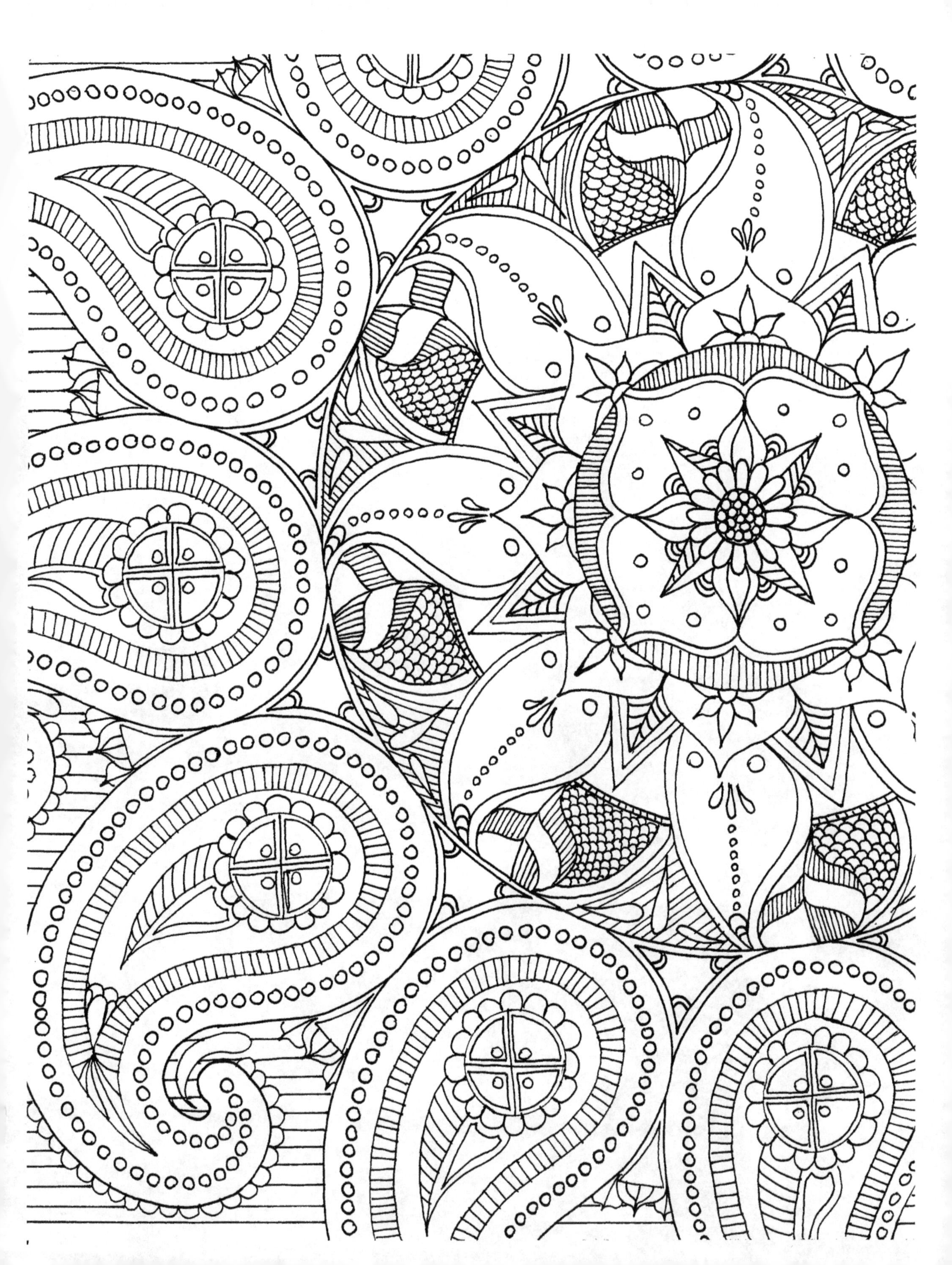

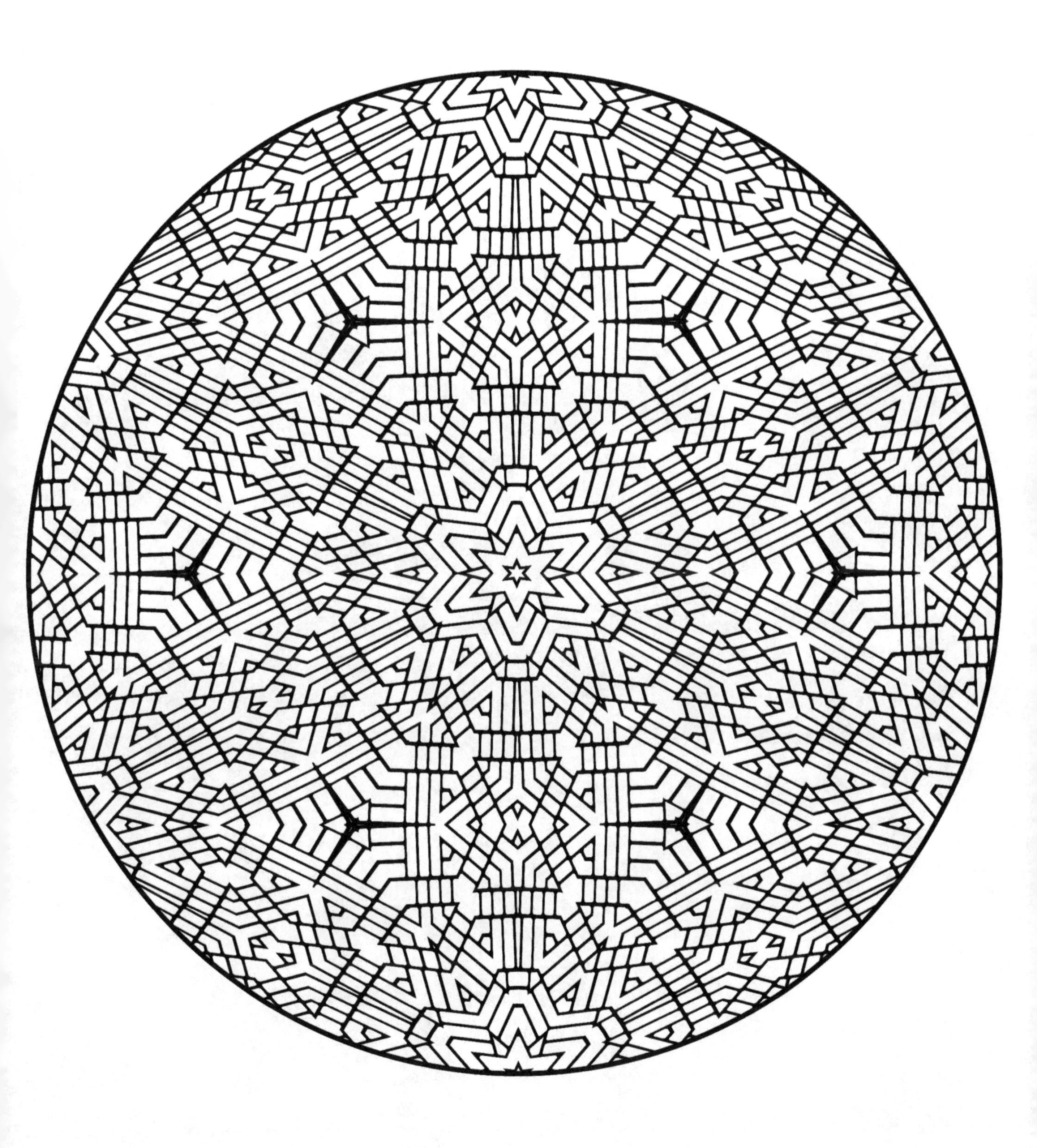

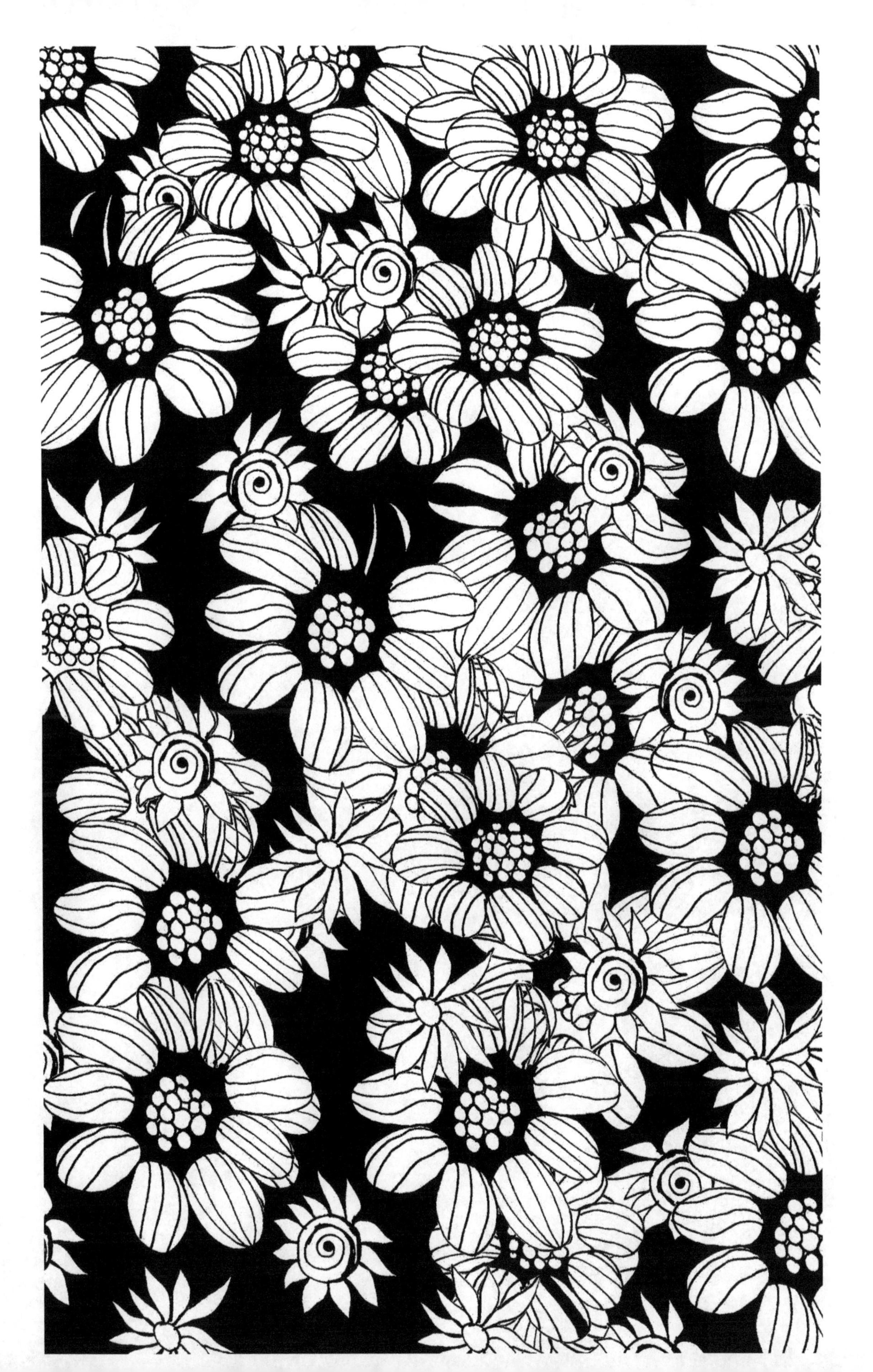

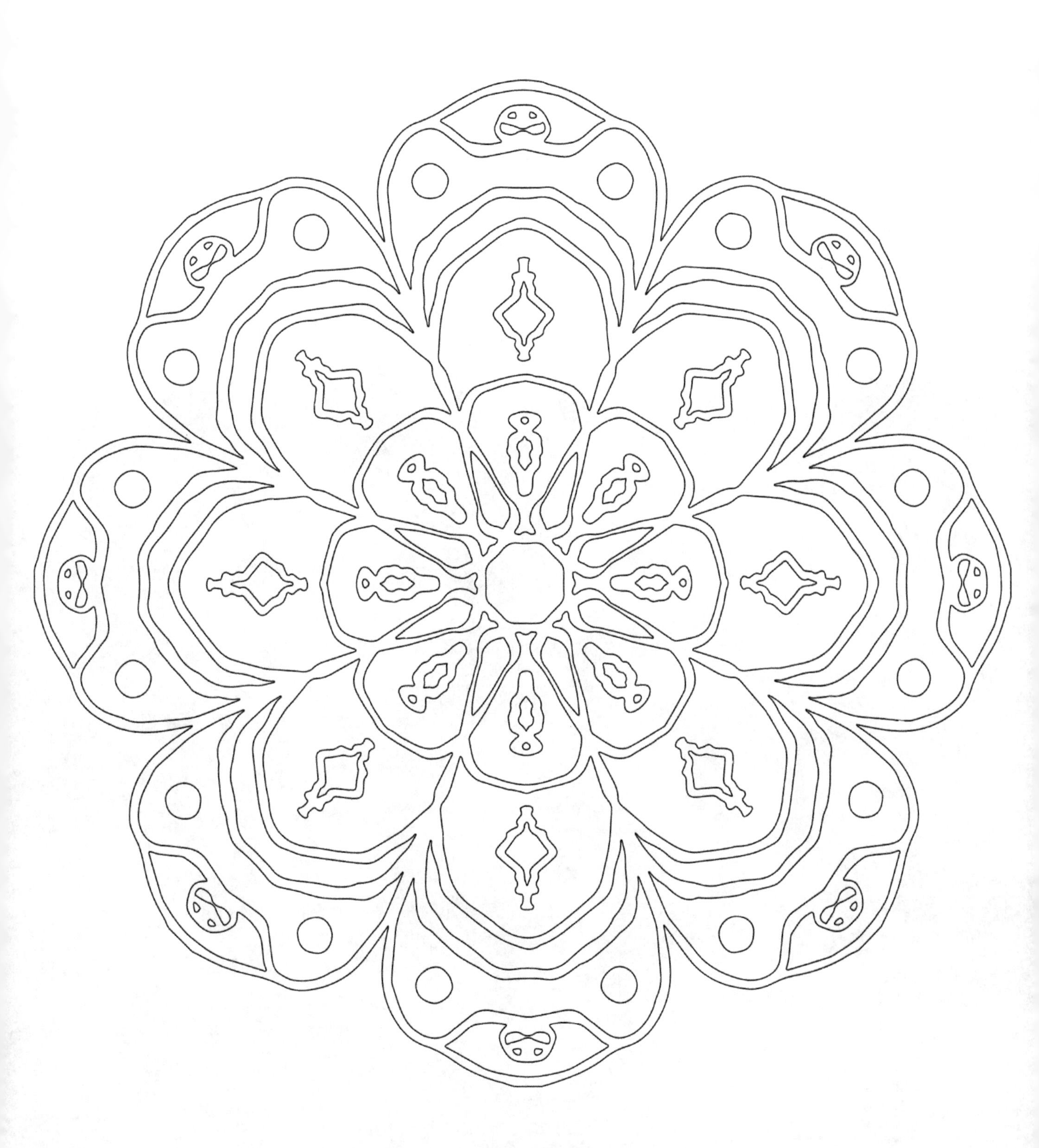

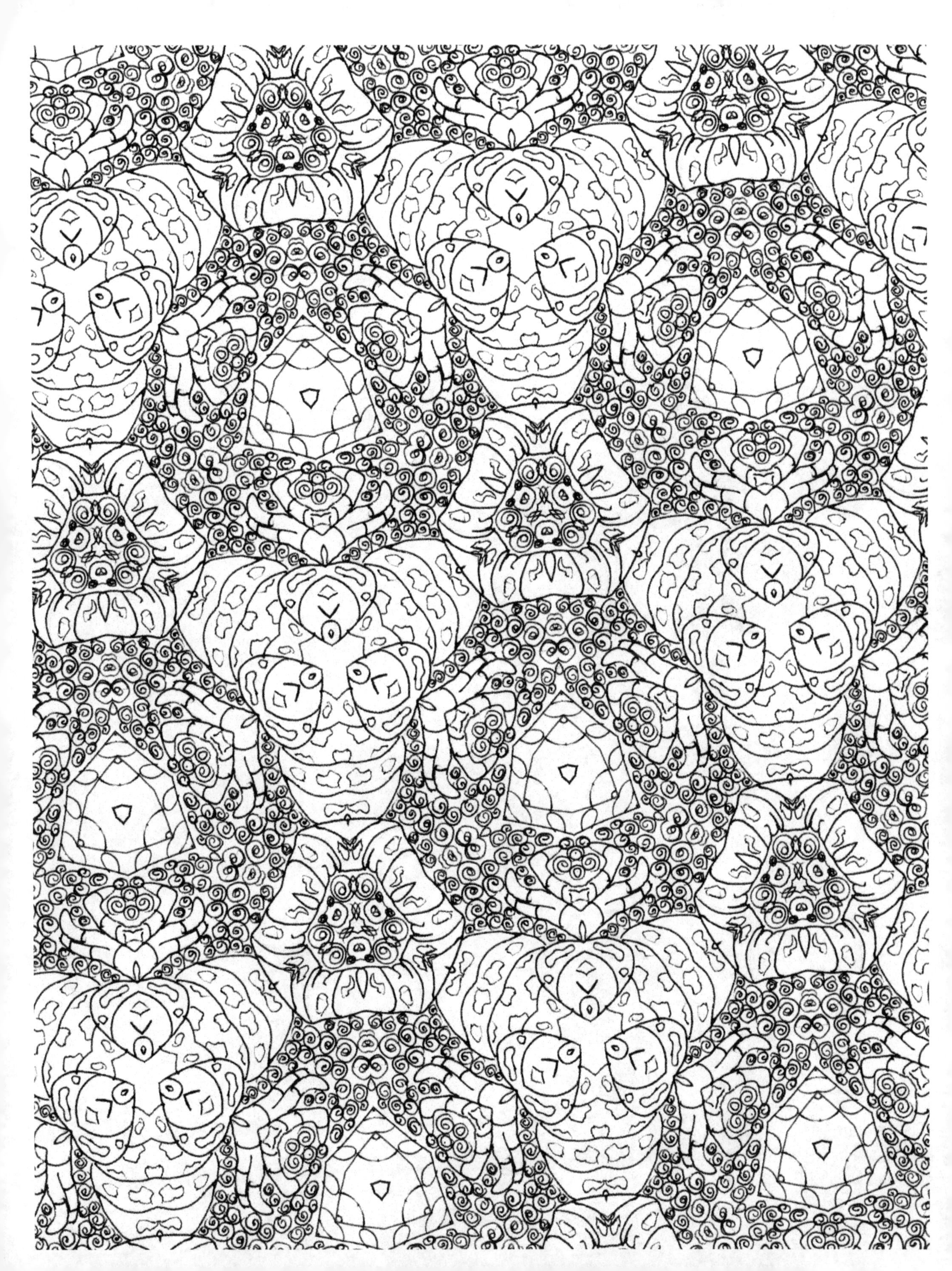

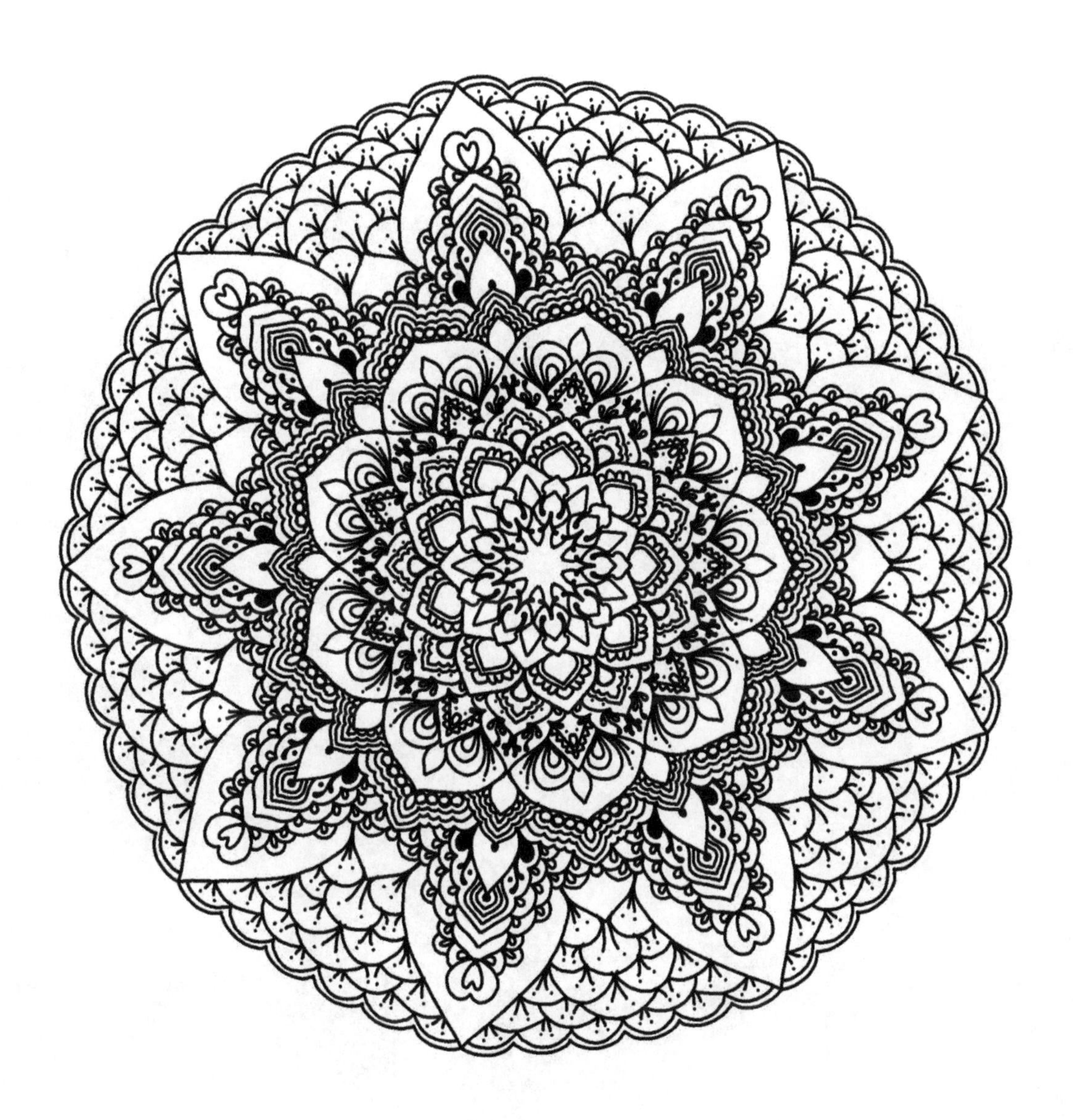

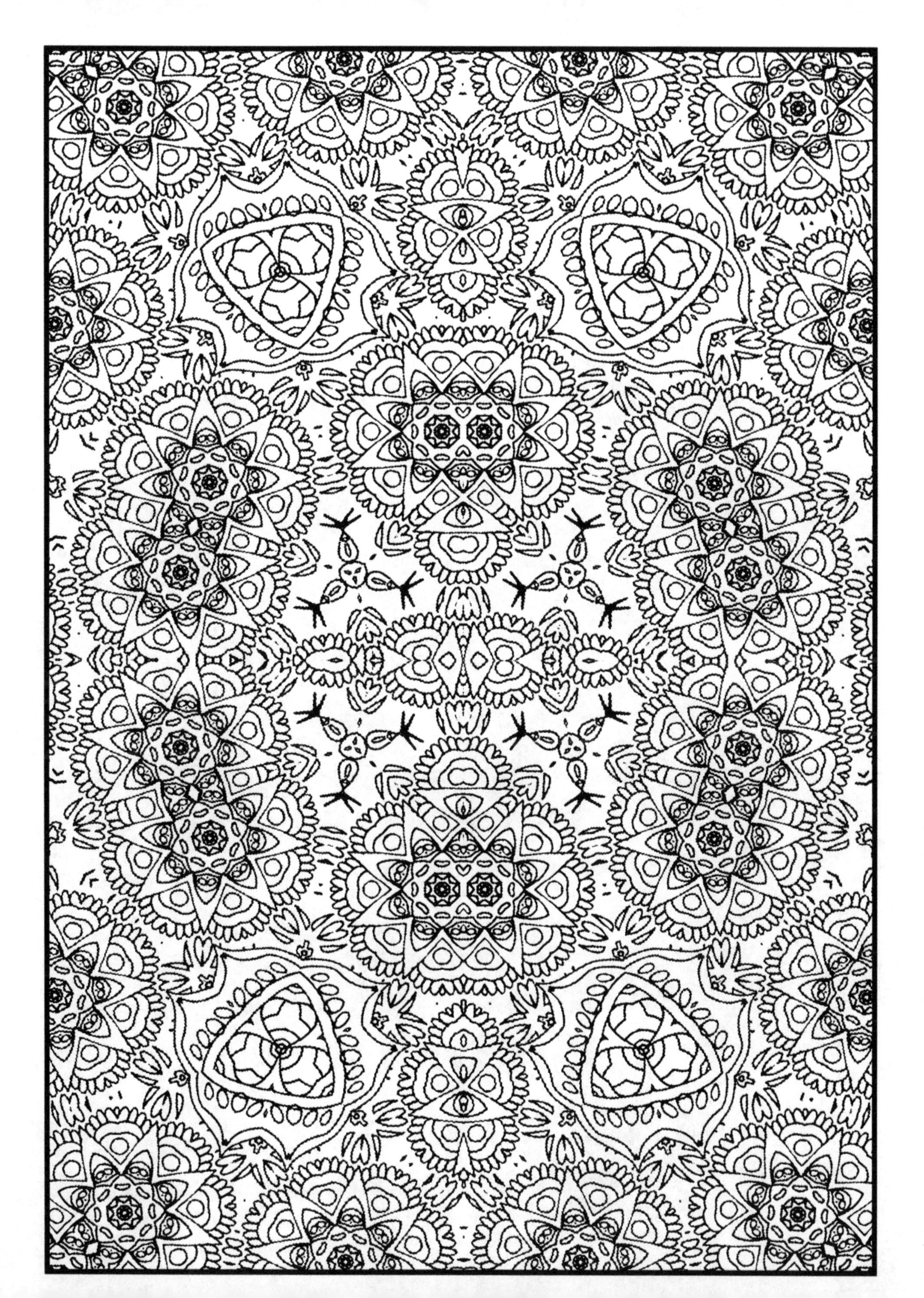

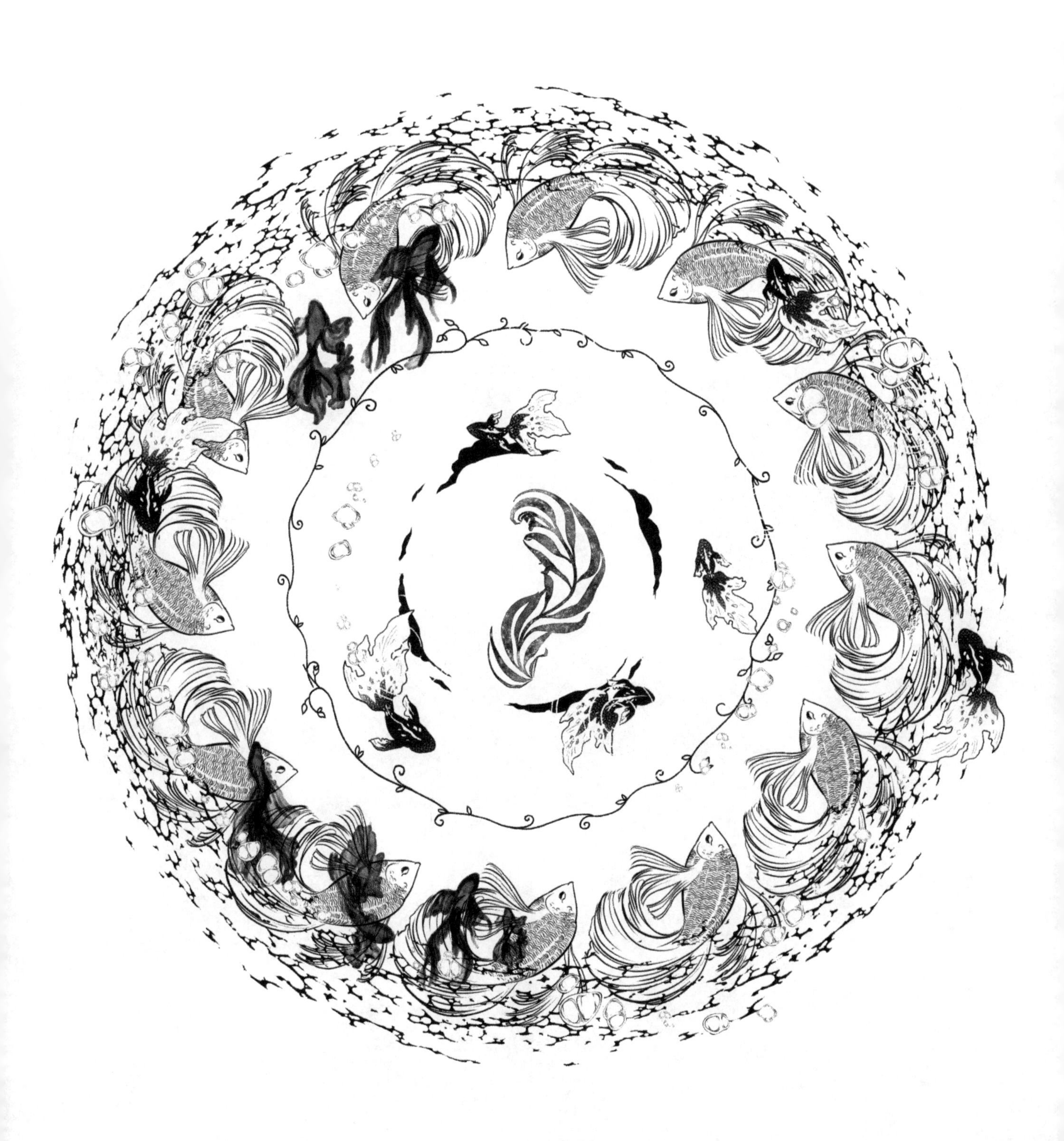

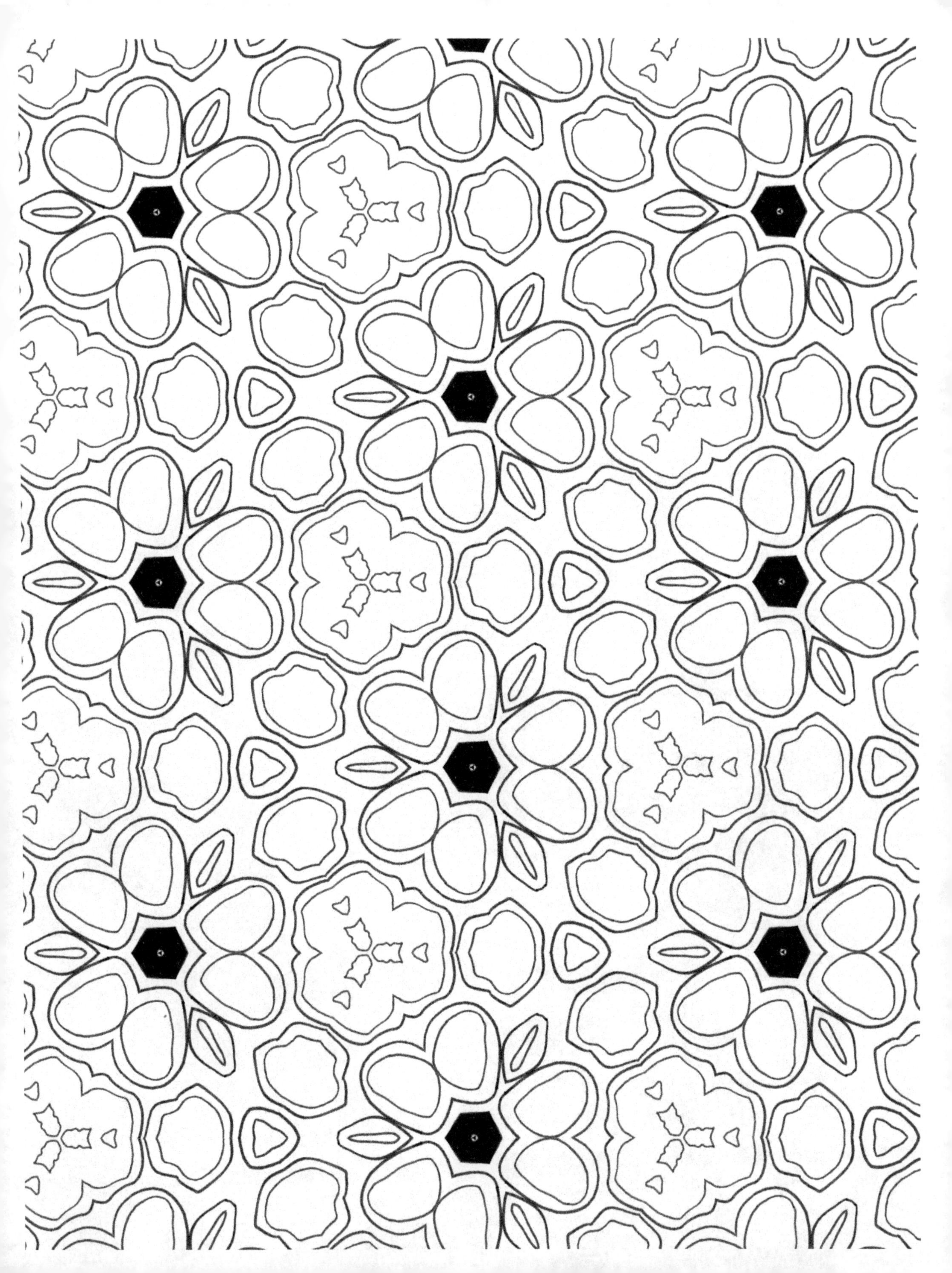

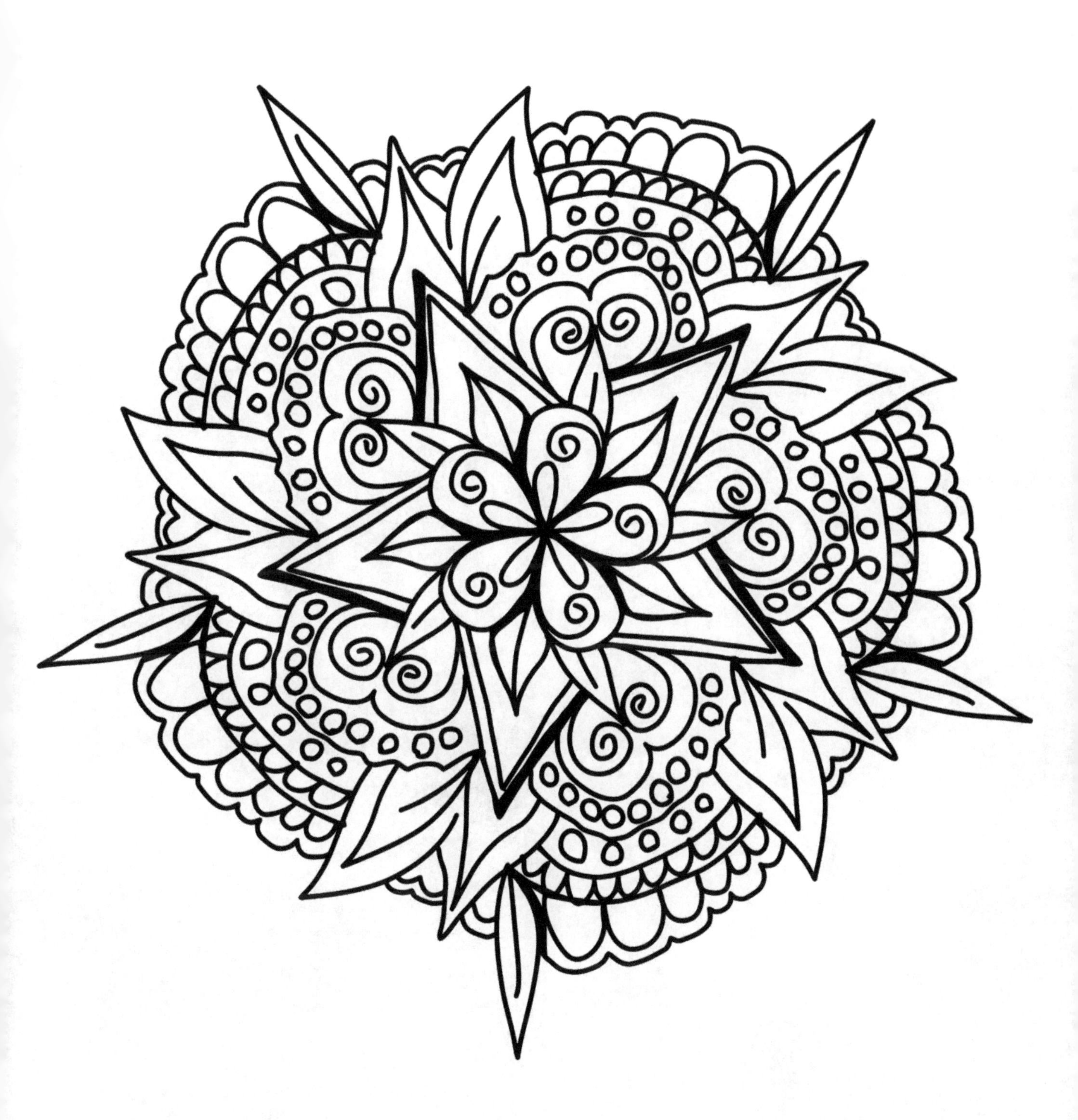

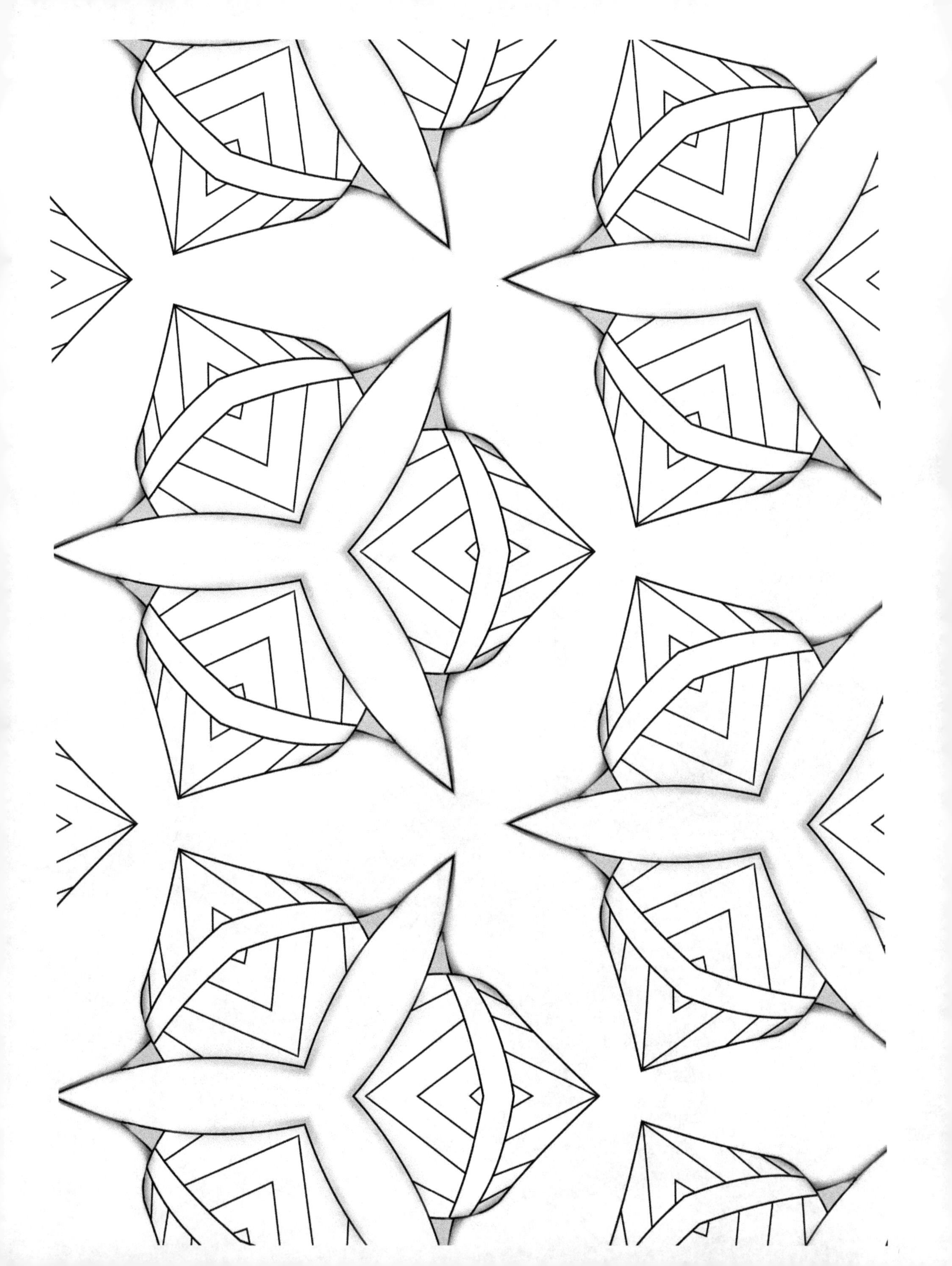

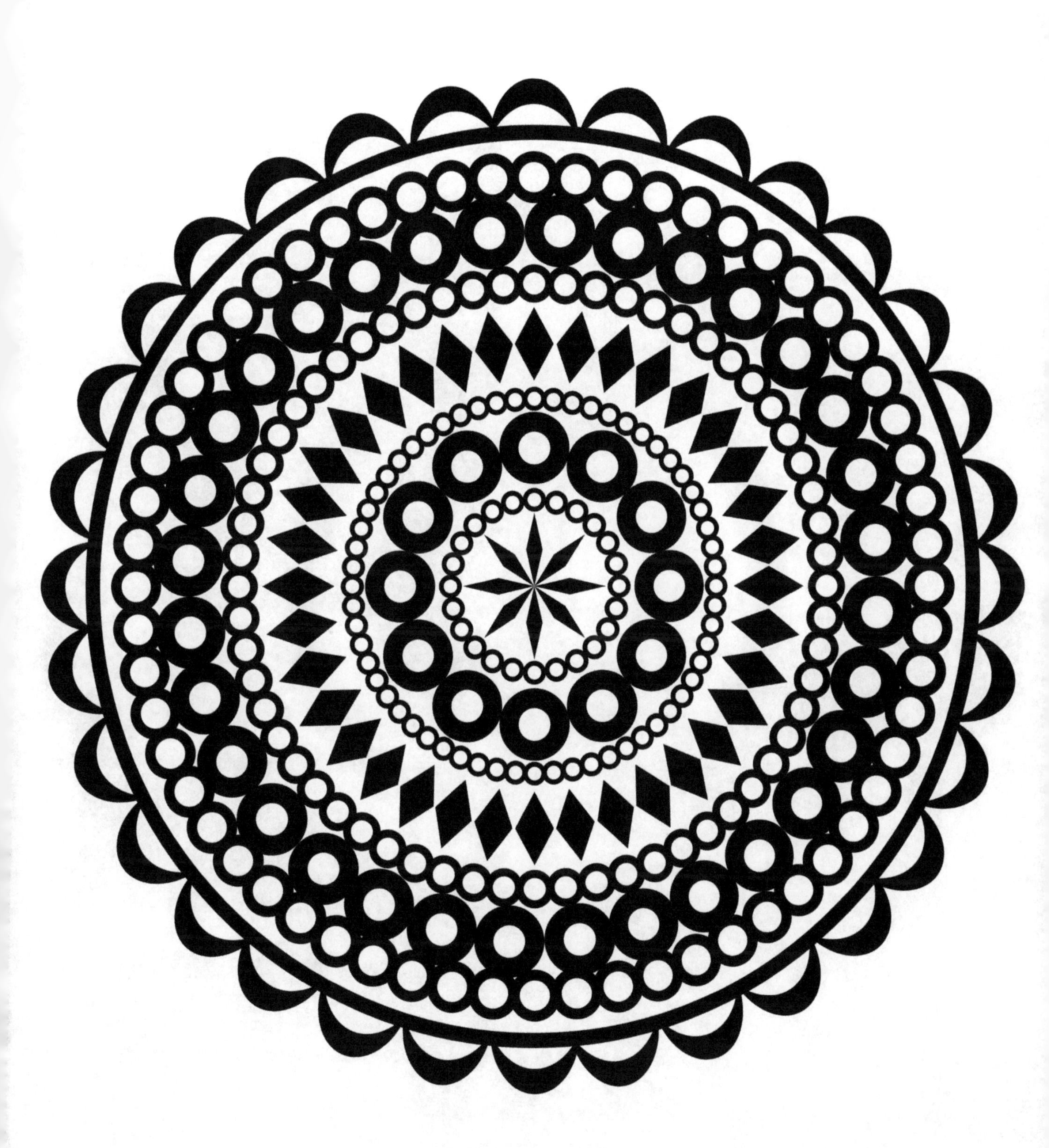

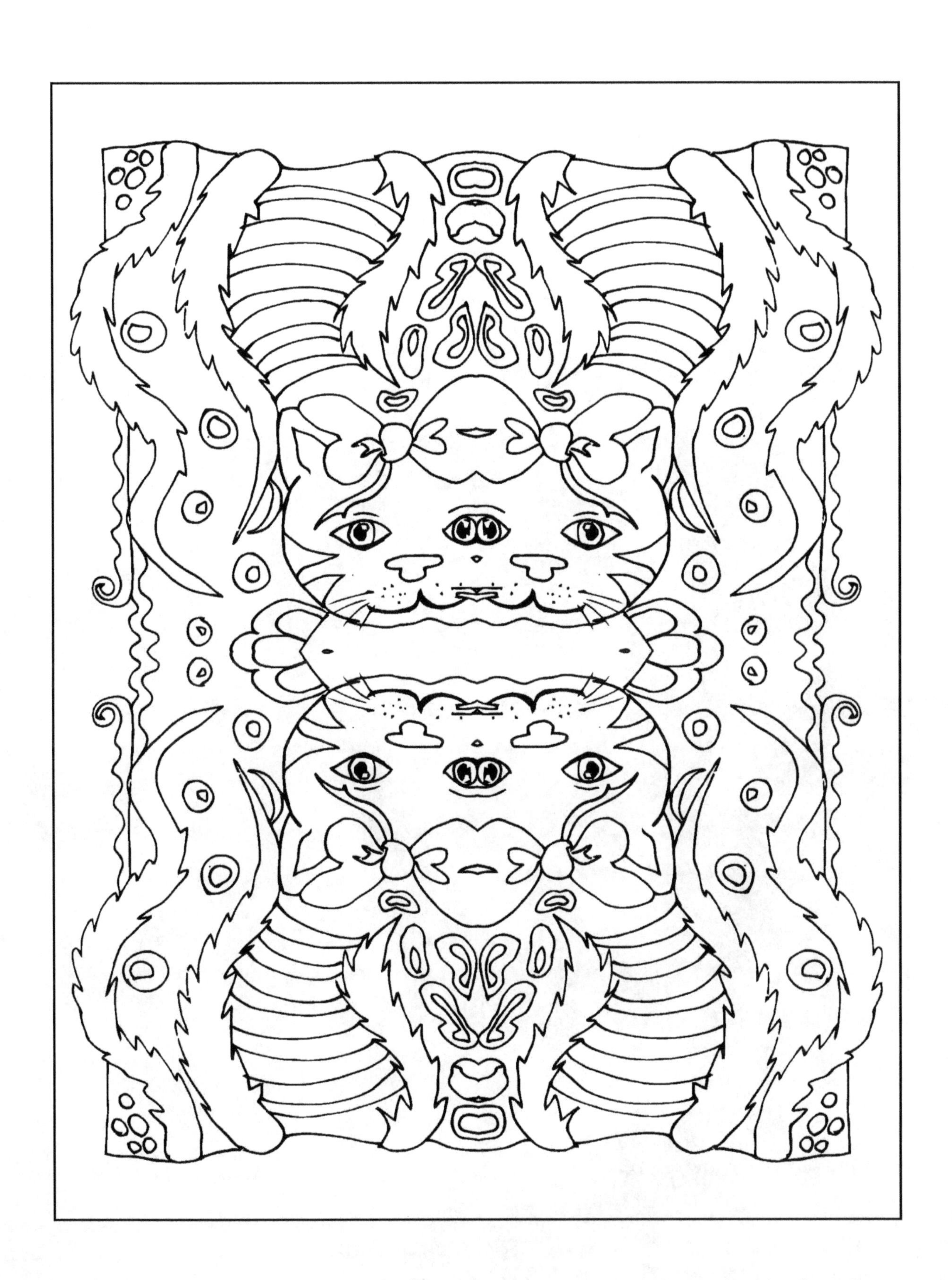

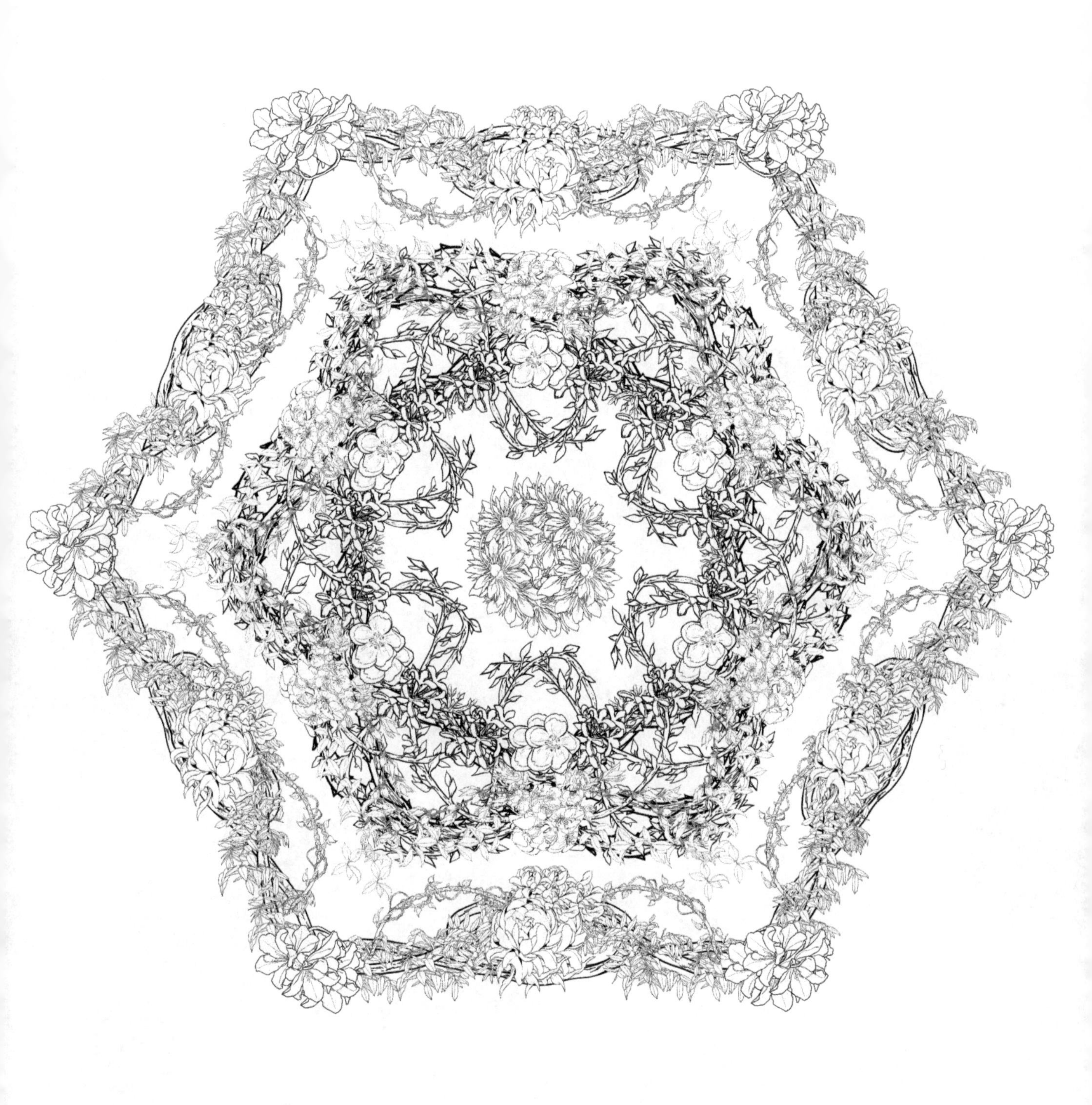

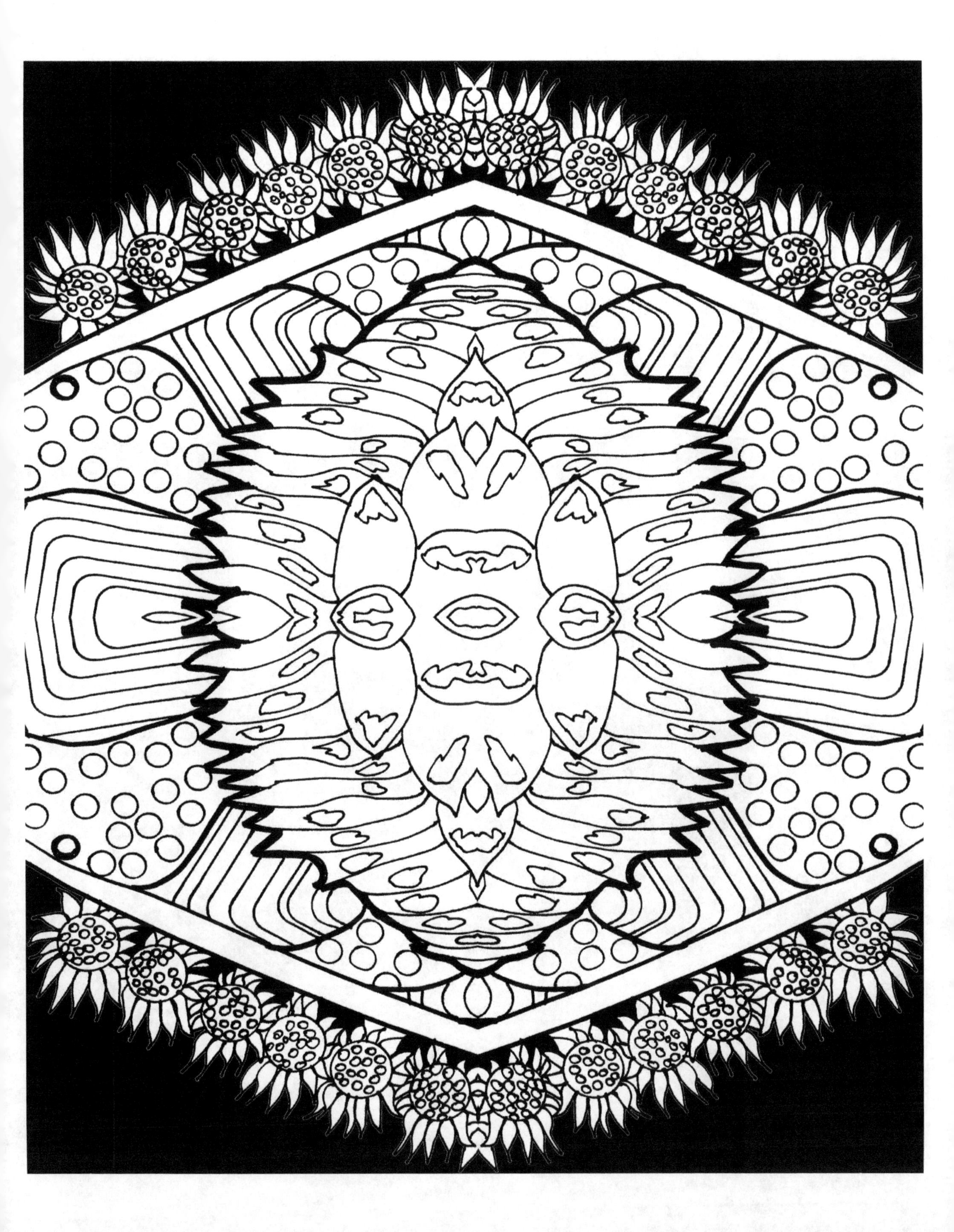

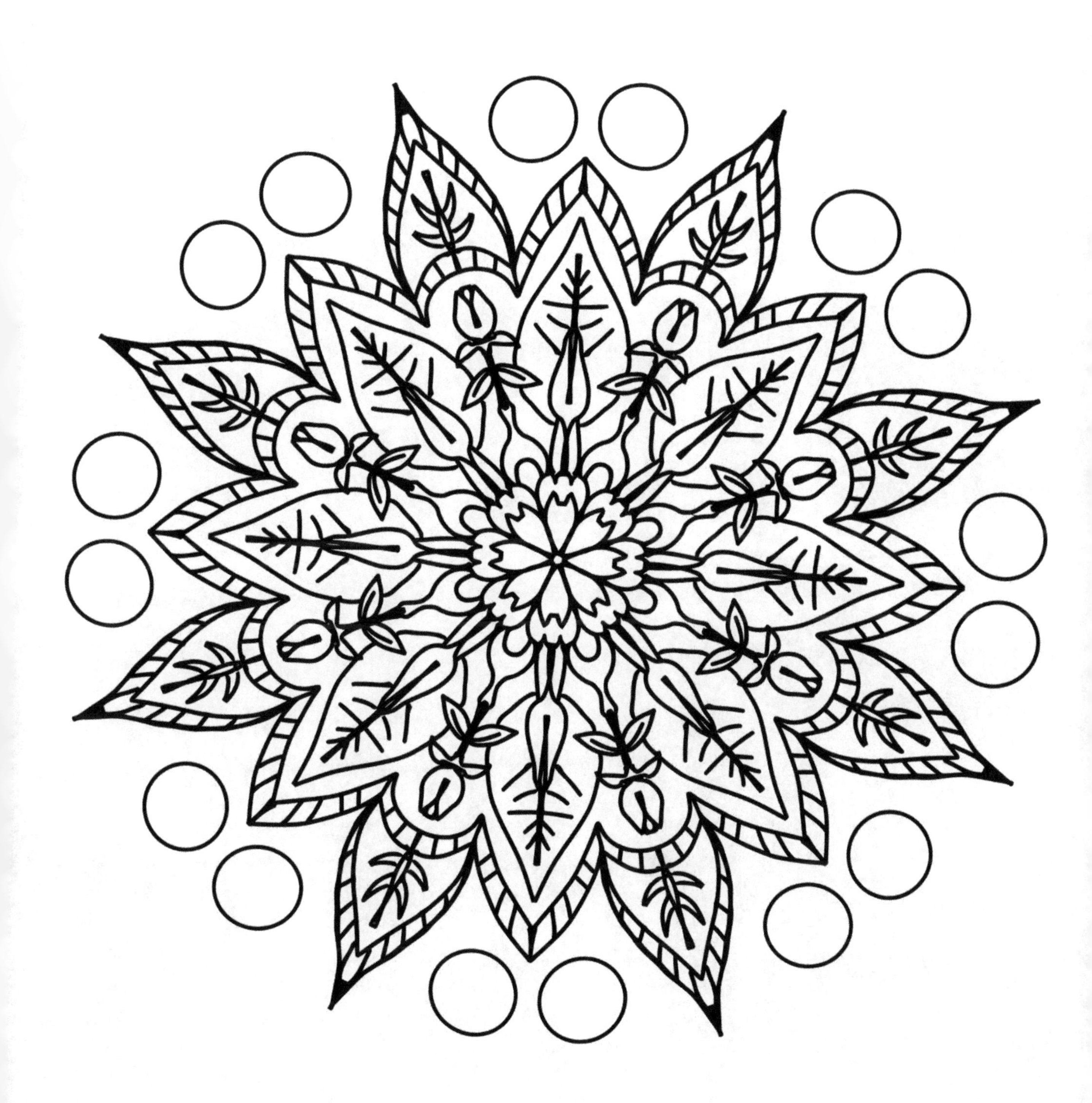

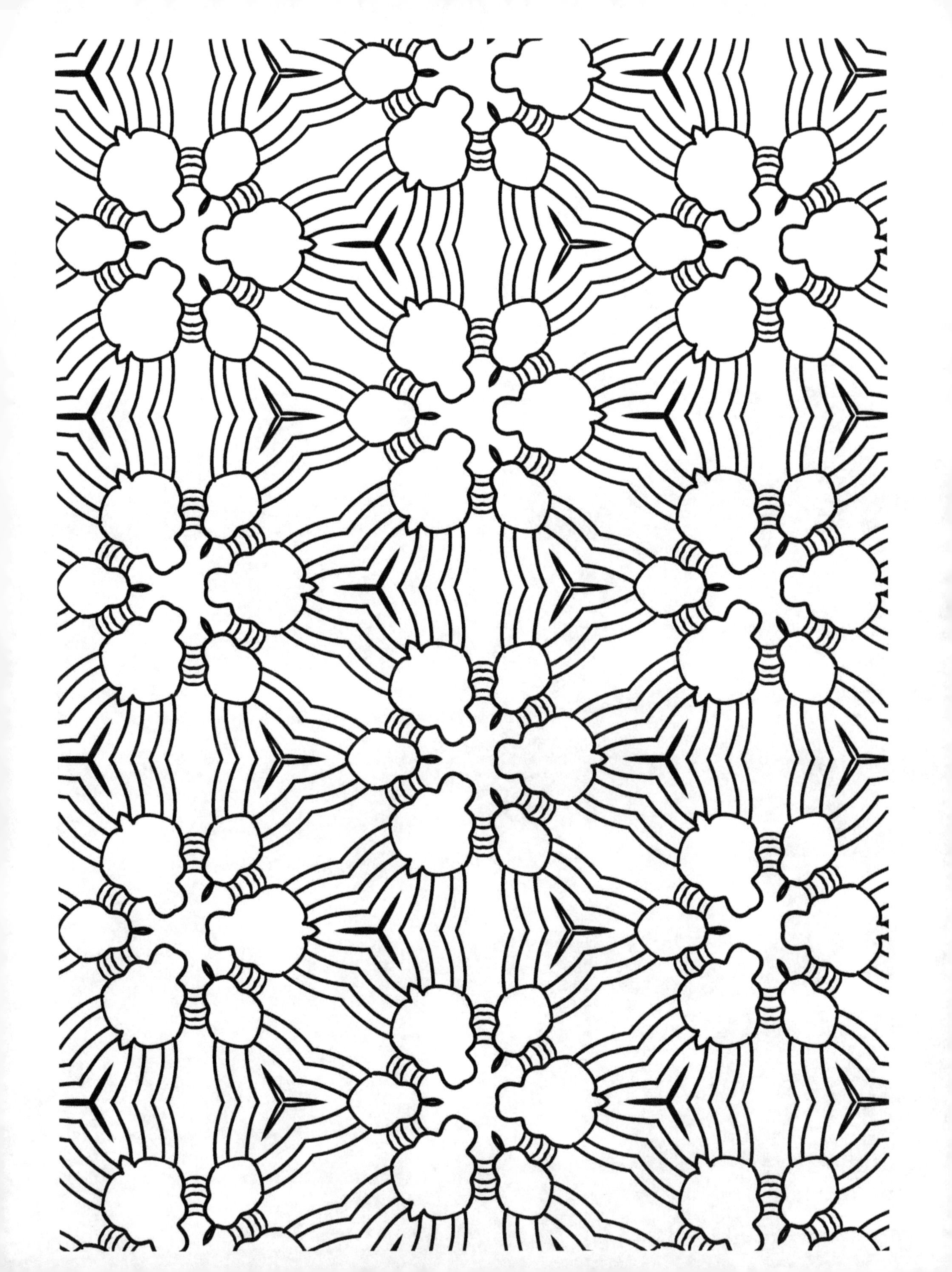

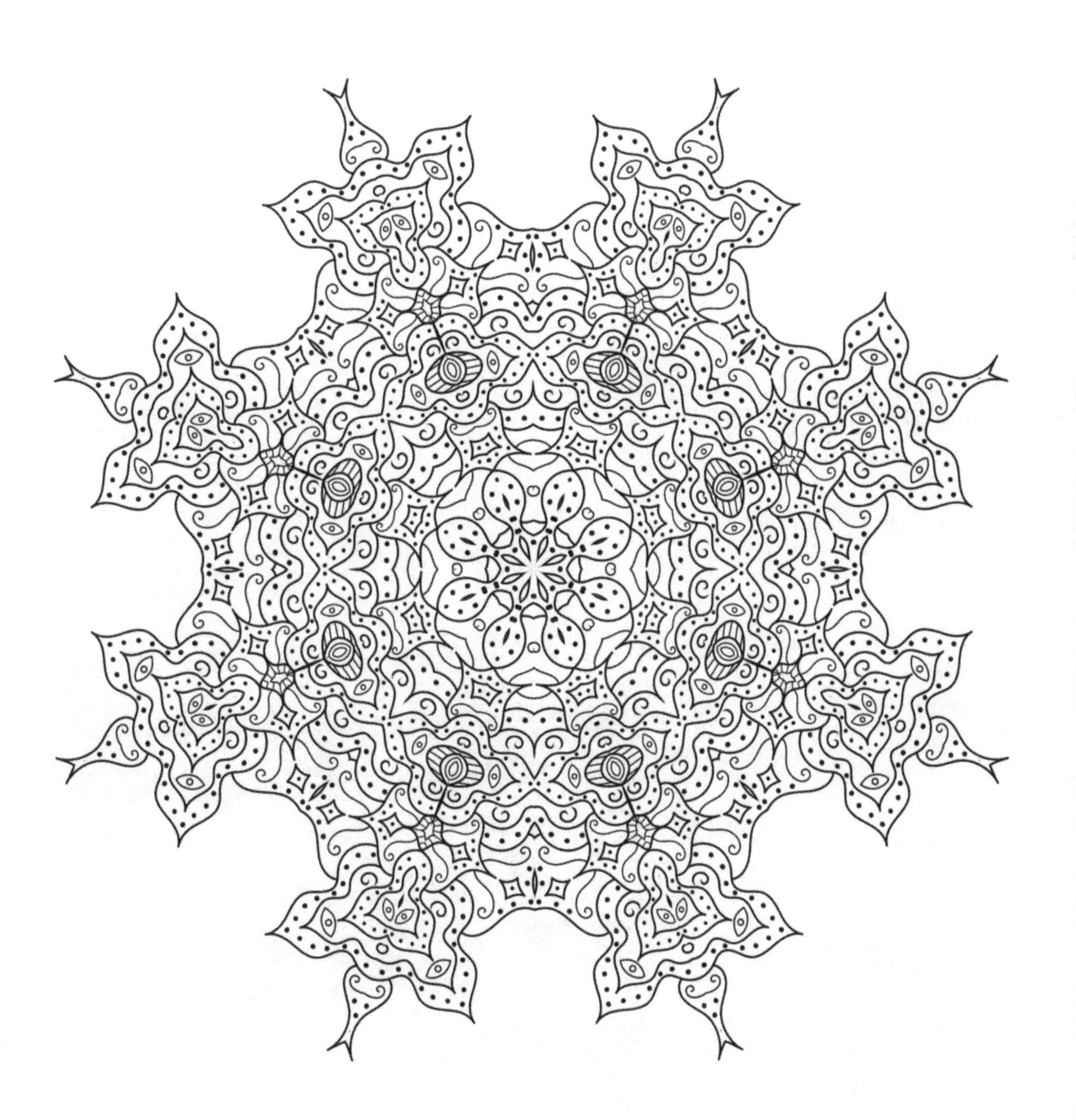

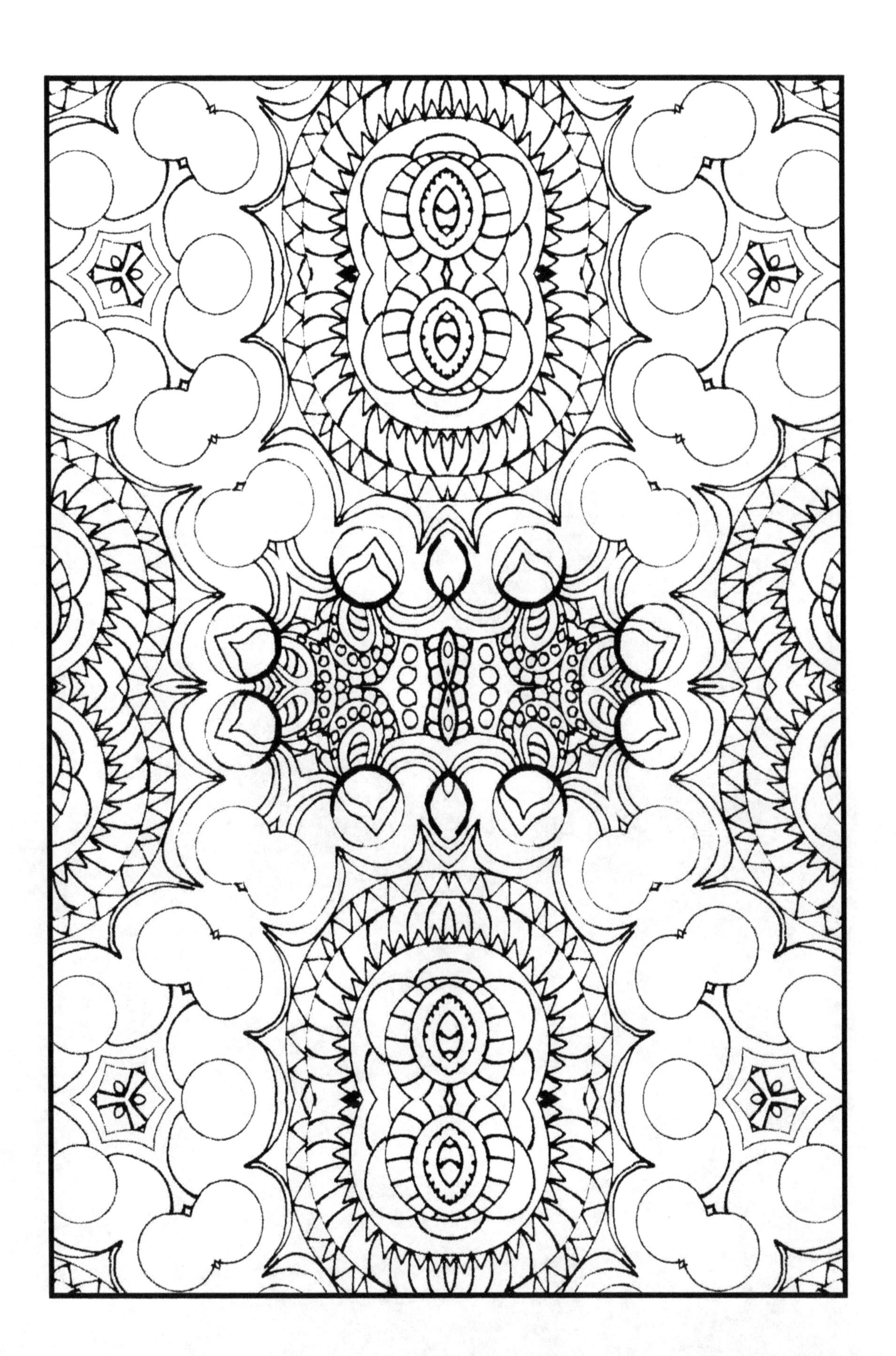

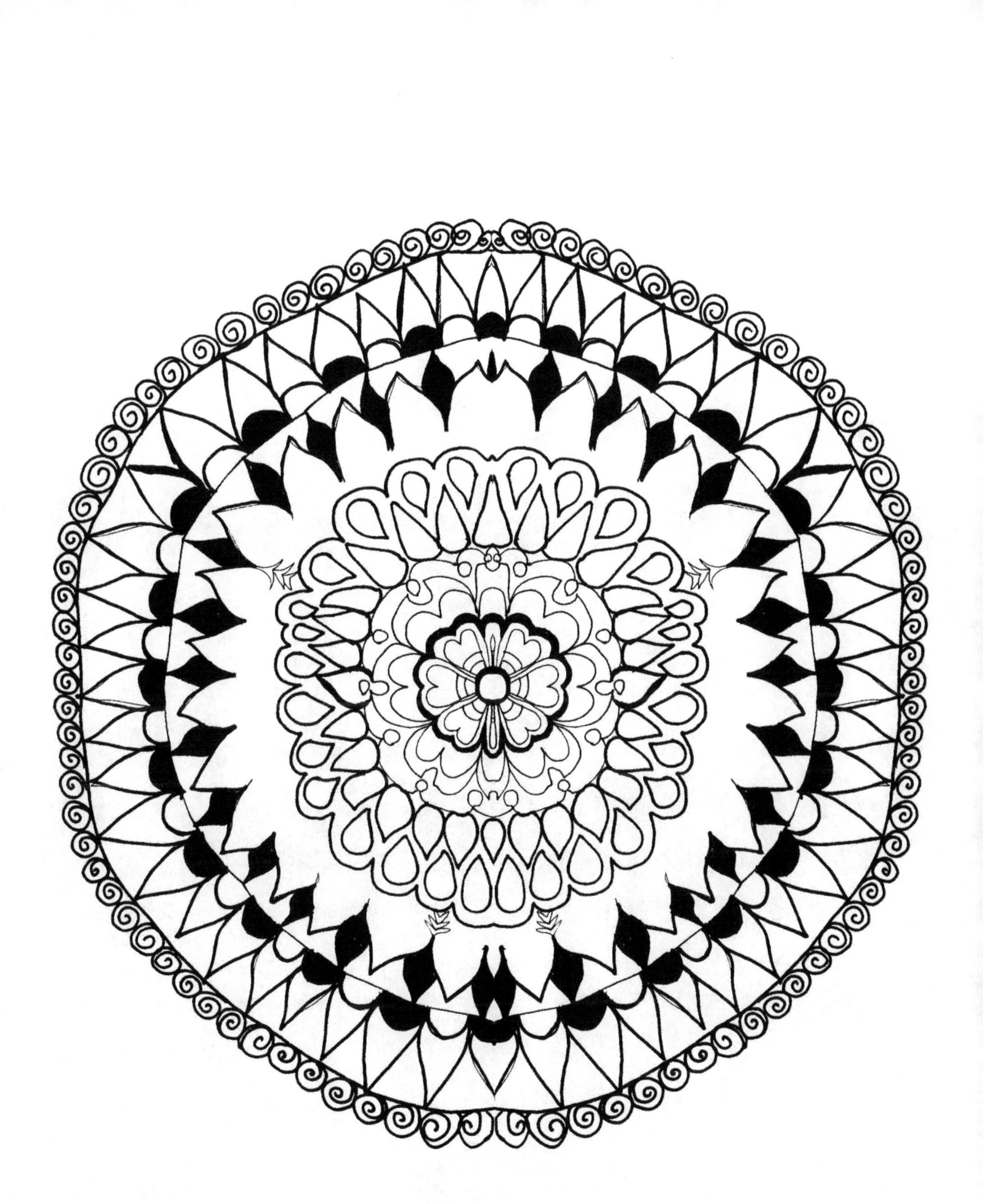

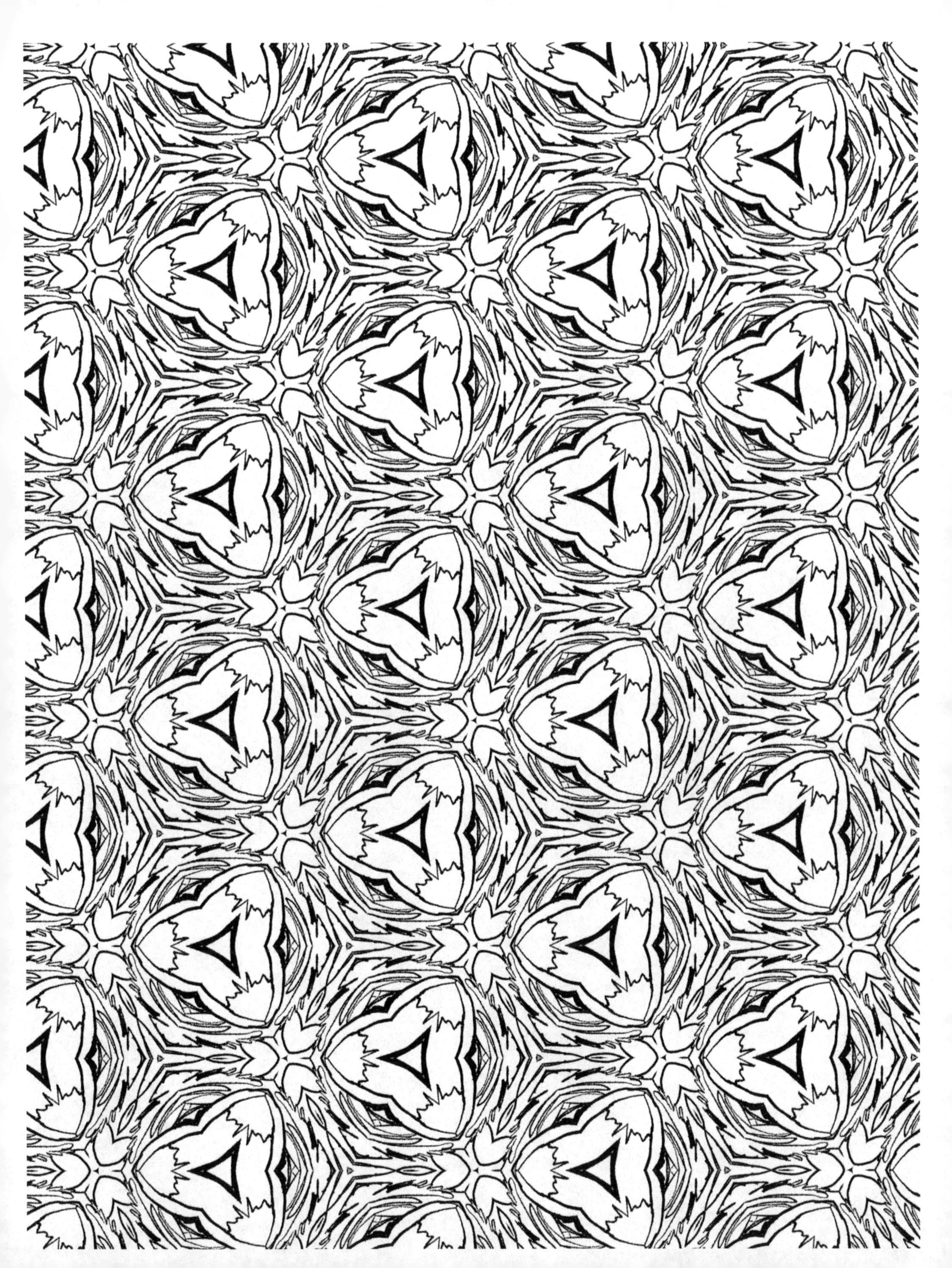

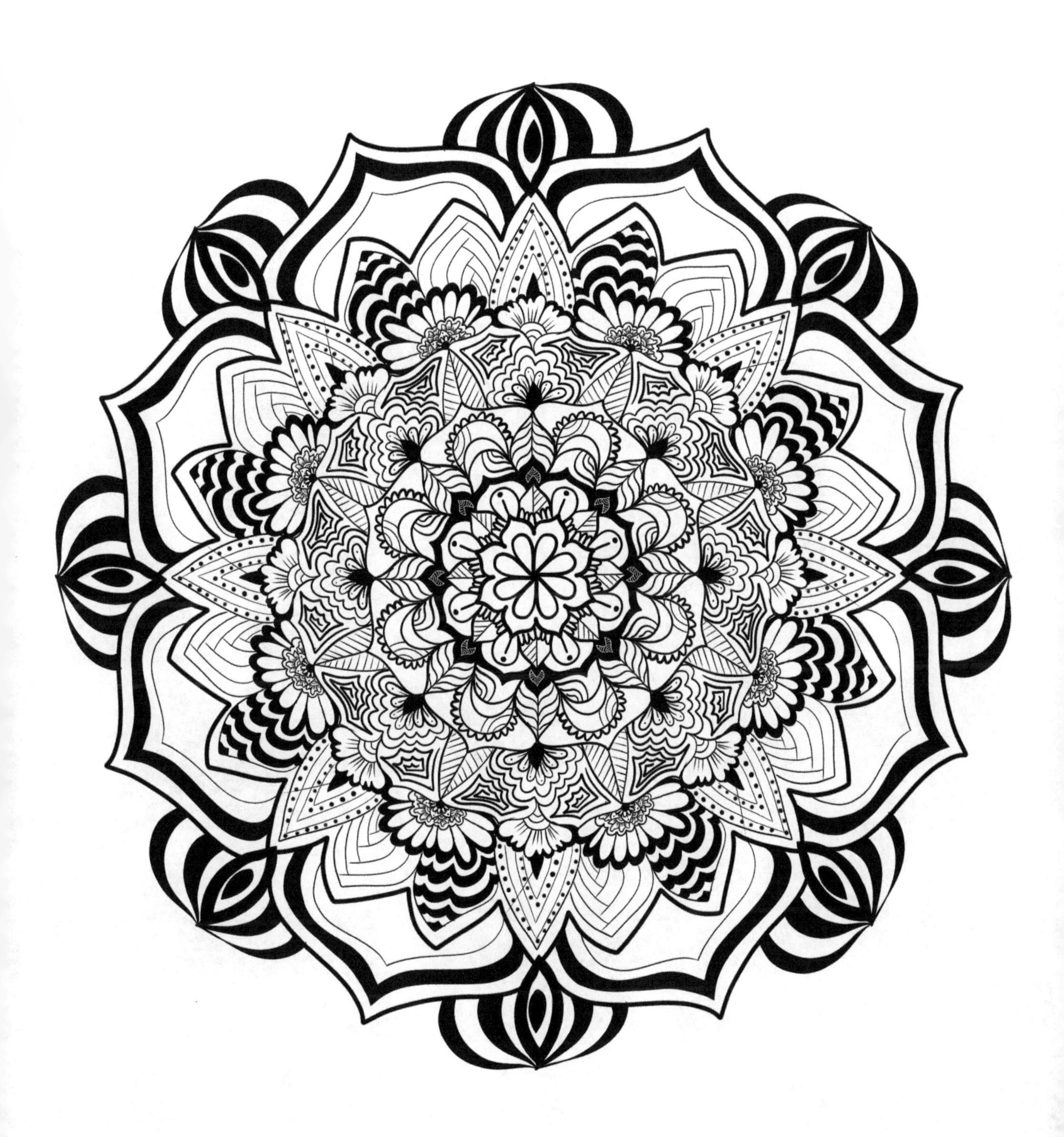

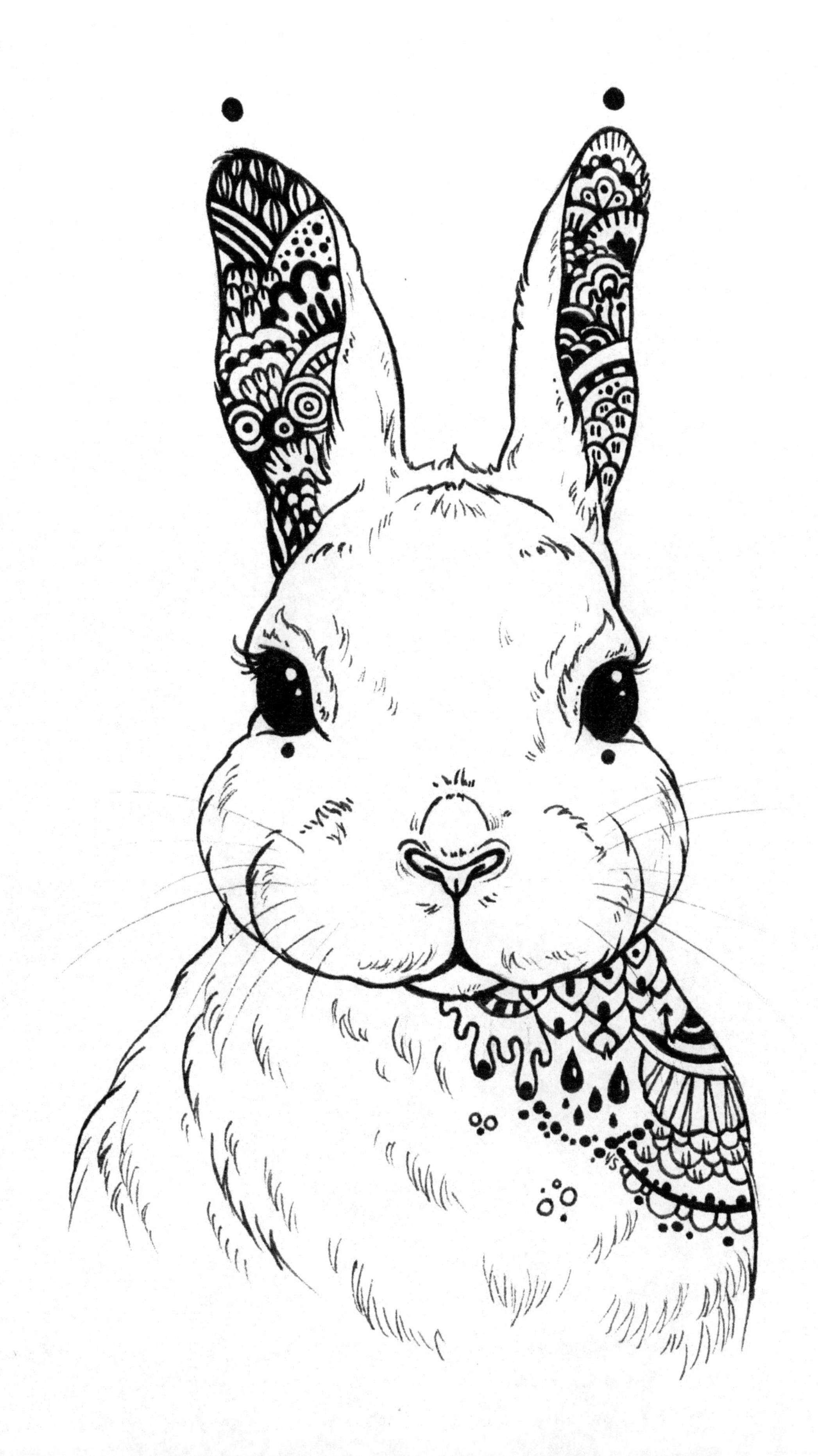

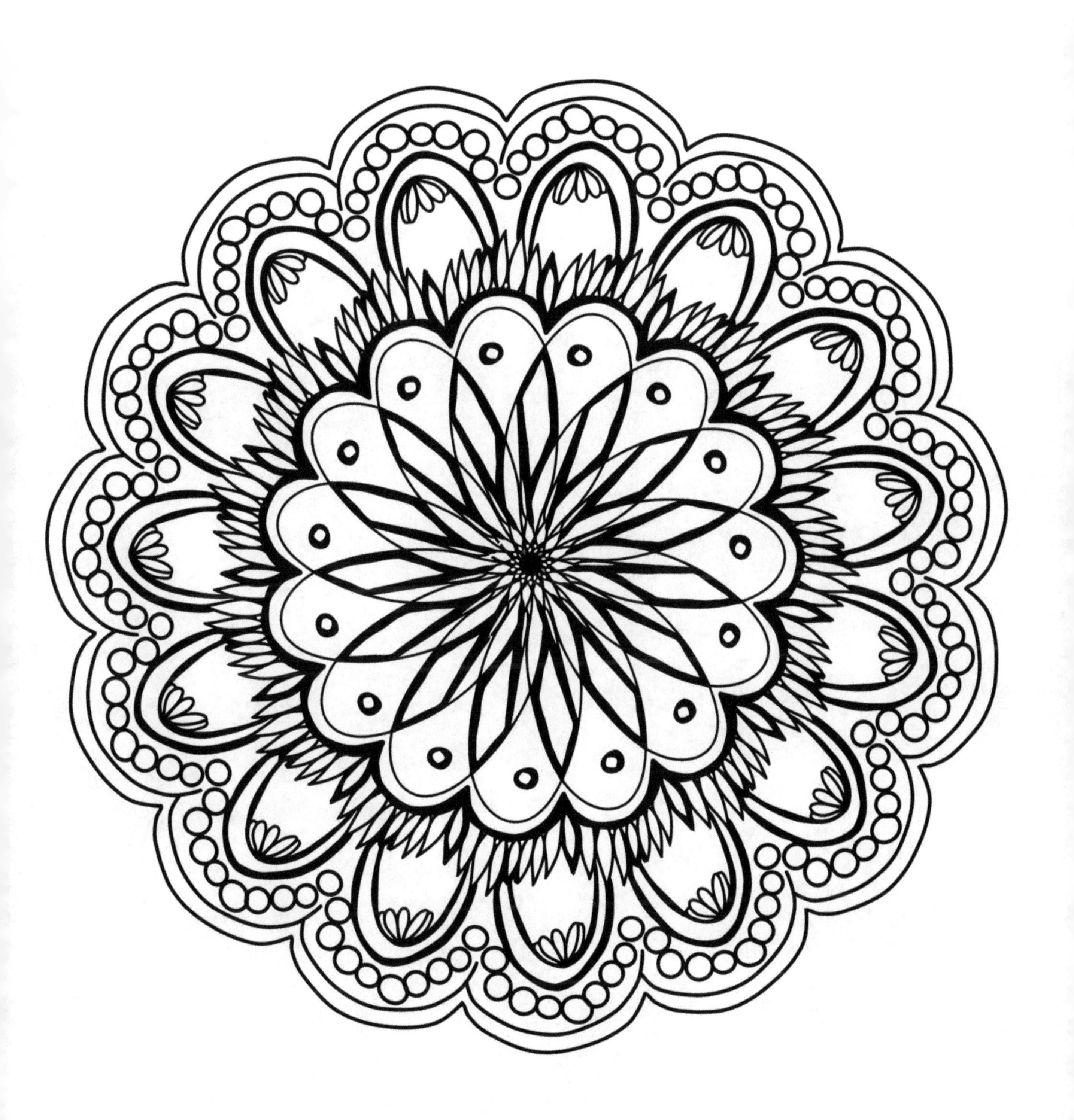

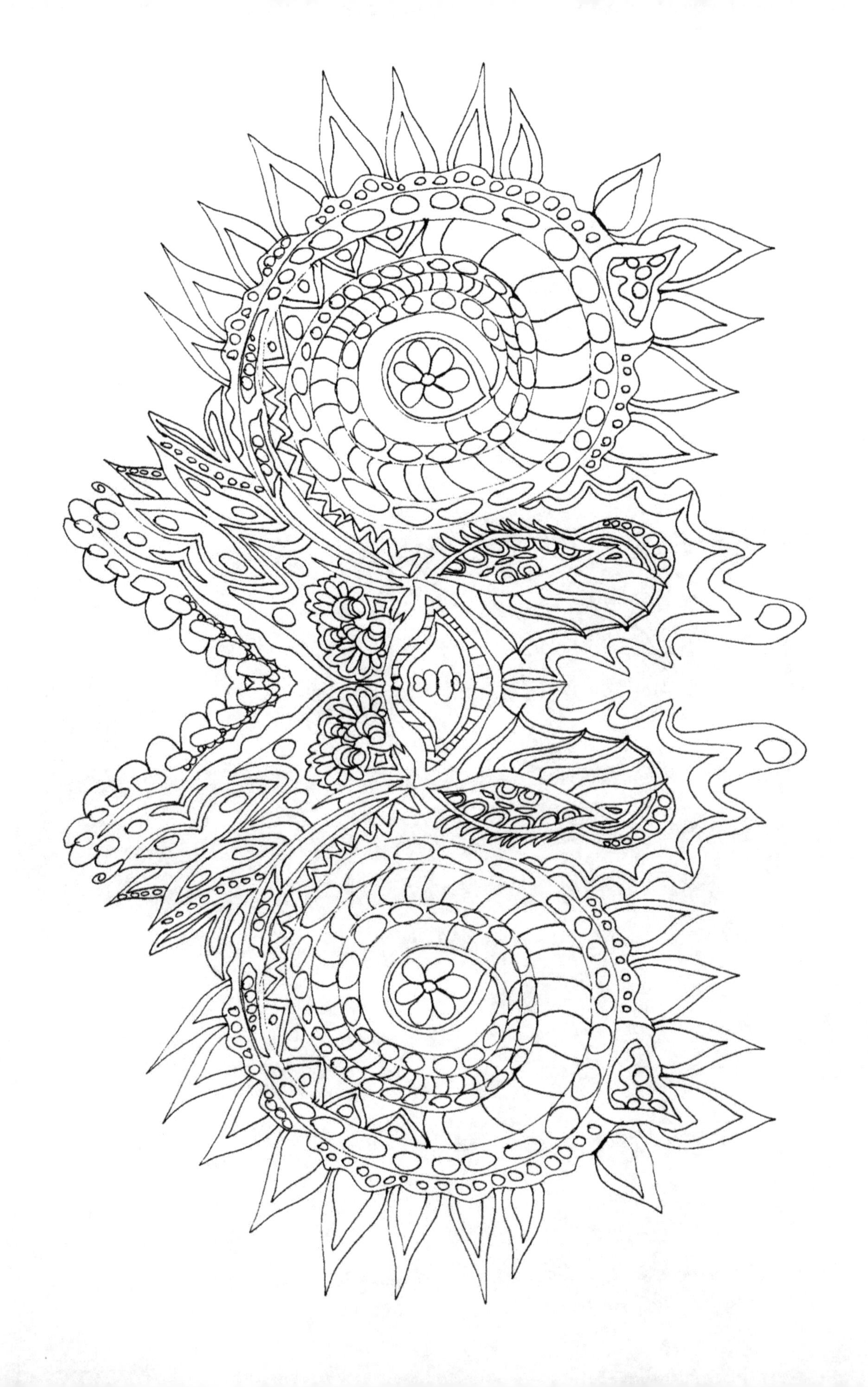

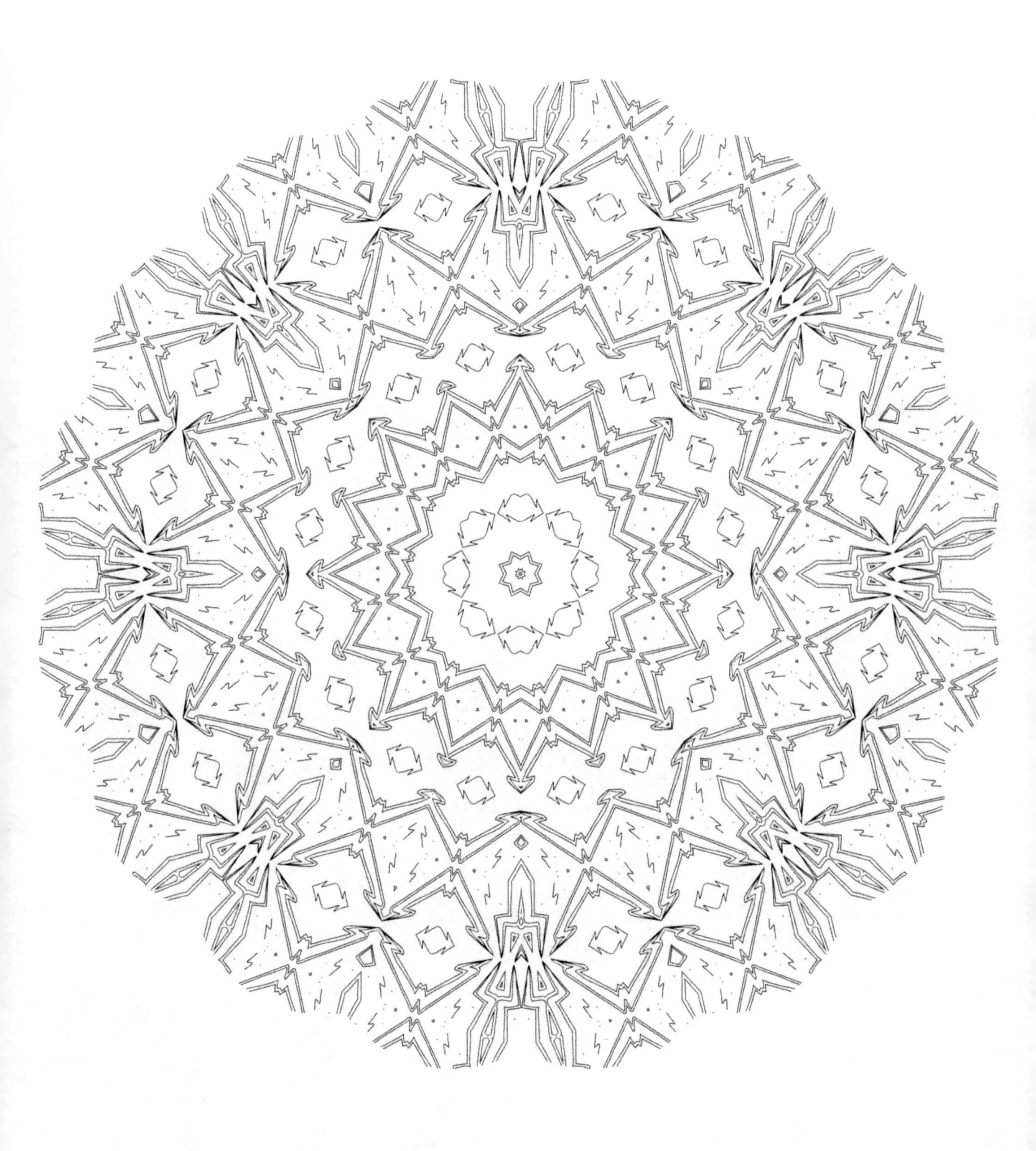

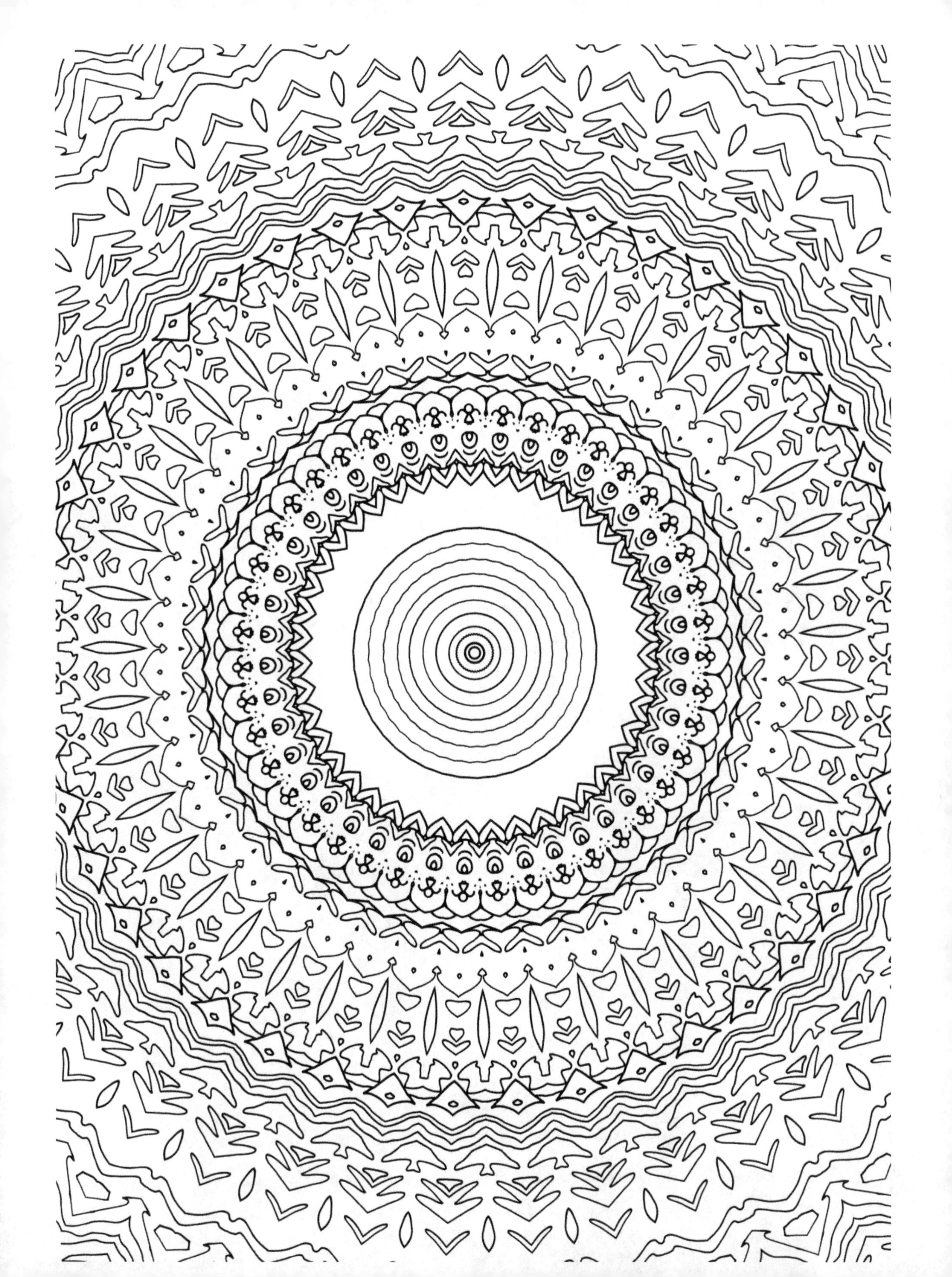

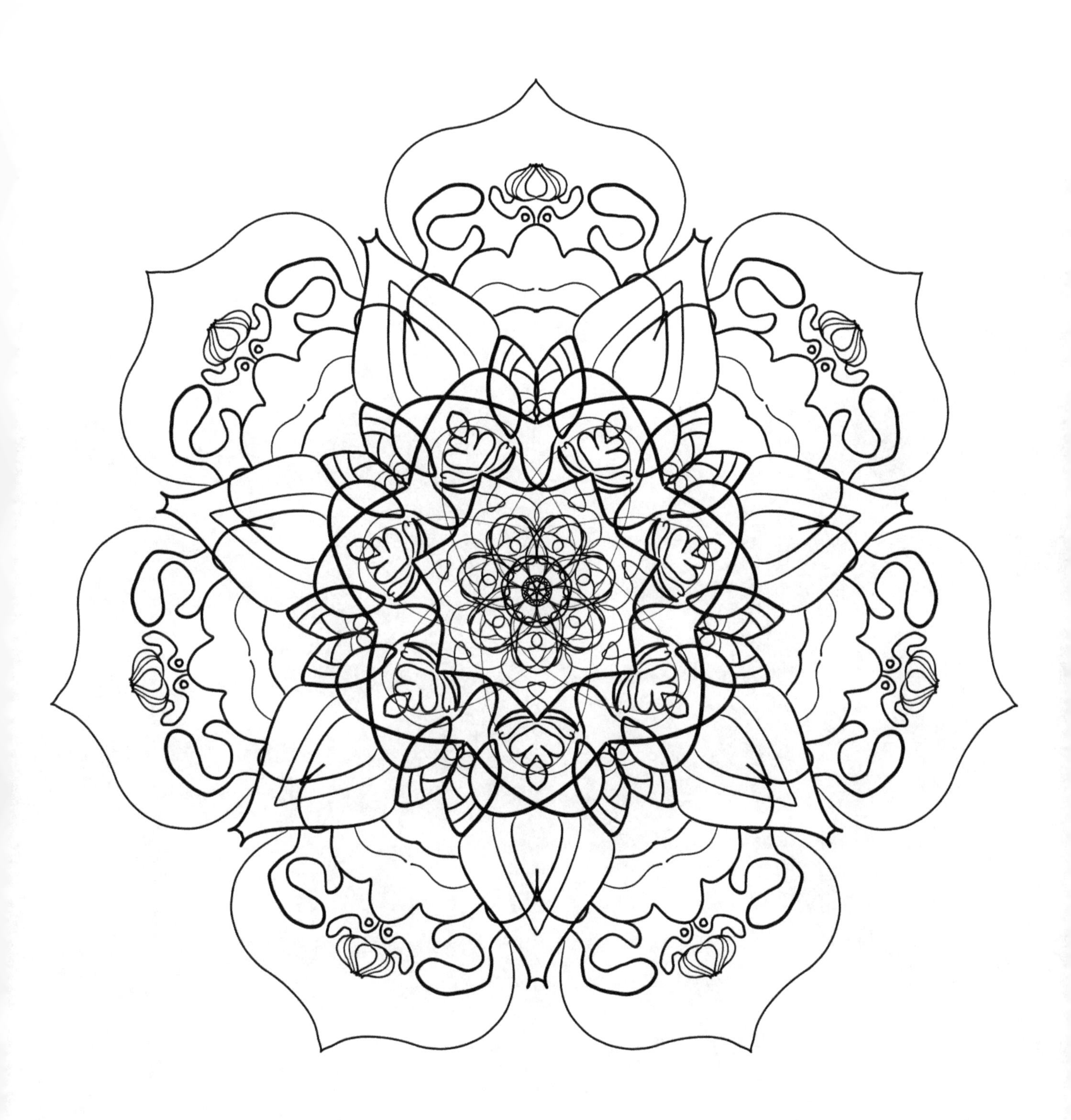

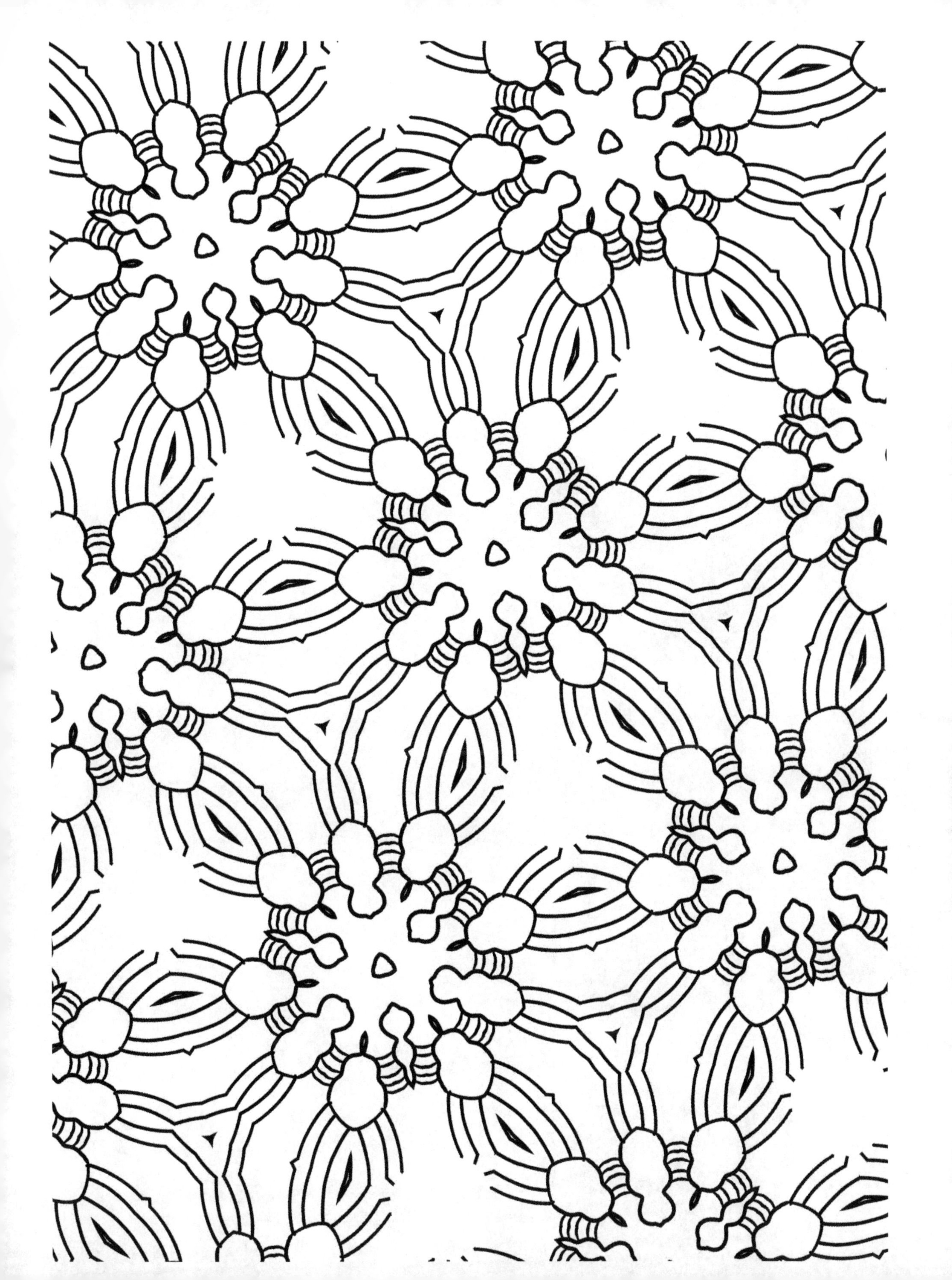

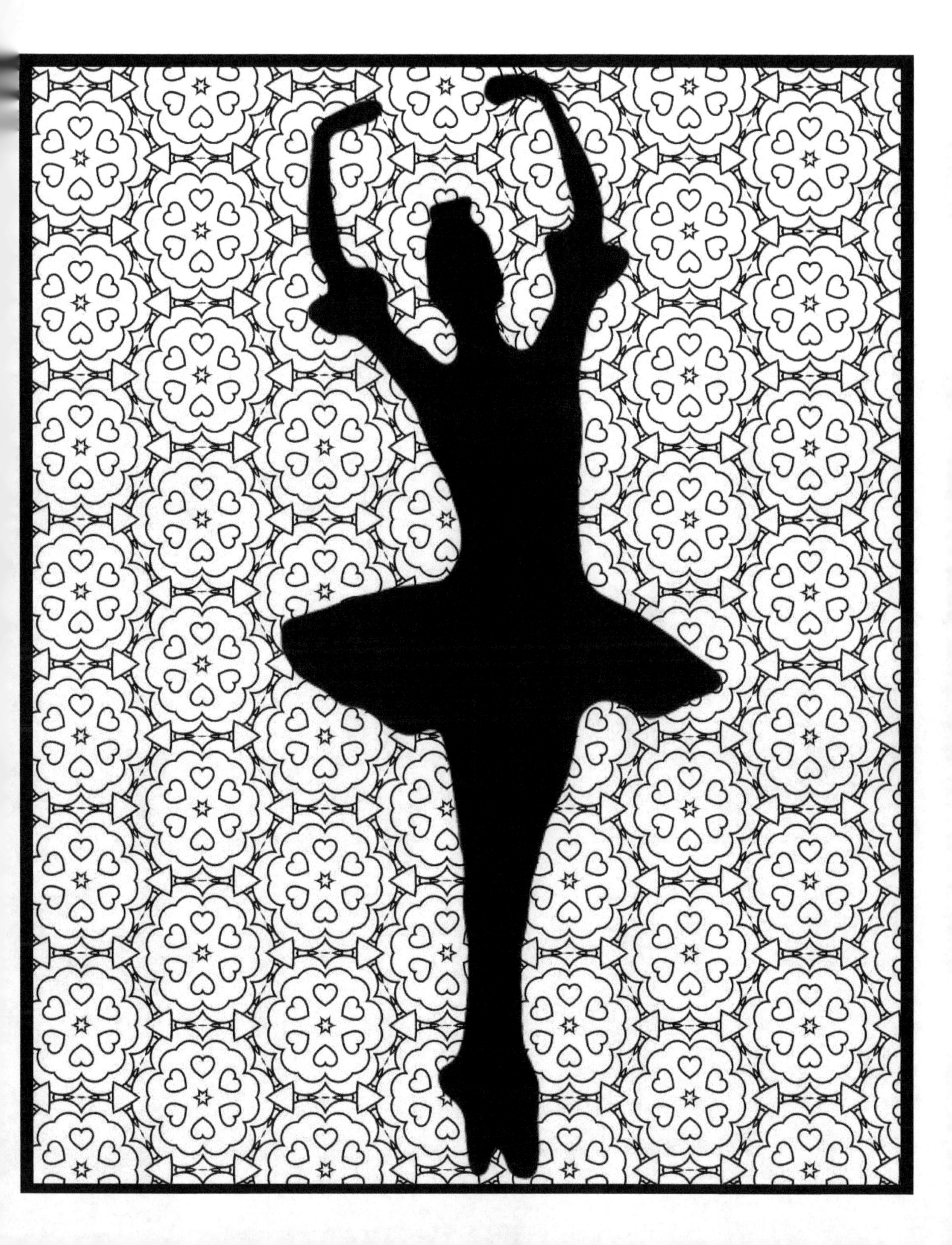

CPSIA information can be obtained
at www.ICGtesting.com
Printed in the USA
LVHW021144150323
741648LV00004B/89